Eu quero aquele sapato!

OBJETIVA

Paola Jacobbi

Eu quero aquele sapato!

Tudo sobre uma Obsessão Feminina

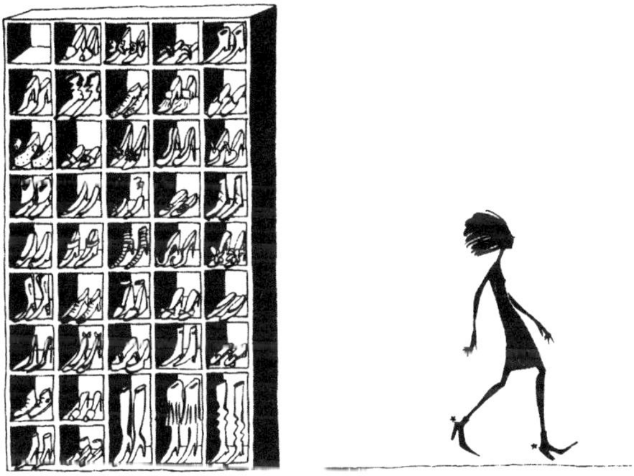

Tradução
Monica Braga

Ilustrações
Sara Not

OBJETIVA

Título original:
Voglio Quelle Scarpe!: La Più Grande Ossessione Femminile

EDITORA OBJETIVA LTDA. Rua Cosme Velho, 103
Rio de Janeiro – RJ – CEP: 22241-090
Tel.: (21) 2556-7824 – Fax: (21) 2556-3322
www.objetiva.com.br

Capa
Adriana Moreno sobre ilustração de Sara Not

Ilustrações
Sara Not

Revisão
Marilena Moraes
Tereza da Rocha
Taís Monteiro

Editoração Eletrônica
FA – Editoração Eletrônica

J16e
Jacobbi, Paola
Eu quero aquele sapato : A maior obsessão feminina / Paola Jacobbi; tradução de Monica Braga – Rio de Janeiro : Objetiva, 2005

134 p. ISBN 85-7302-702-9

Tradução de : *Voglio quelle scarpe! : La più grande ossessione femminile*

1. Sapatos – Gosto feminino. 2. Mulheres e sapatos. I. Título

CDD 391.413

Este livro é dedicado às mulheres, que entendem.
E também aos homens, que não entendem.
Mas que, no final das contas, apreciam.

Sumário

A loucura da mulher
aquela necessidade de sapatos
que não ouve a voz da razão
o que são centenas em dinheiro
quando, em troca, um sapato te dão?

Elio e Le Storie Tese, *A Loucura da Mulher*

Introdução

HÁ CINCO anos, me mudei para o meu atual apartamento. O inquilino anterior, o "amigo de um amigo" de sempre, é um cara bem esportivo e com uma marcante vocação para os trabalhos manuais. Enquanto me mostrava os detalhes do imóvel, parou com orgulho diante do vão de uma parede que ele habilmente havia transformado em um grande armário cheio de prateleiras. Lá guardava as várias suéteres que usa para ir às montanhas (ele não faz o tipo paletó-e-gravata).

Meu rosto se iluminou, e quase gritei:

– Fantástico! Vou guardar todos os meus sapatos aqui!

Ele me olhou, assustado, e disse:

– E quantos pares de sapato você tem? Eu tenho quatro: dois para o inverno e dois para o verão!

Se ainda restasse alguma dúvida, aquela era a confirmação: mulheres e homens em geral são bem diferentes, mas quando o assunto é sapato, um abismo nos separa.

Calcula-se que, em média, ao longo da vida, uma pessoa percorra aproximadamente três mil quilômetros a pé: o sapato,

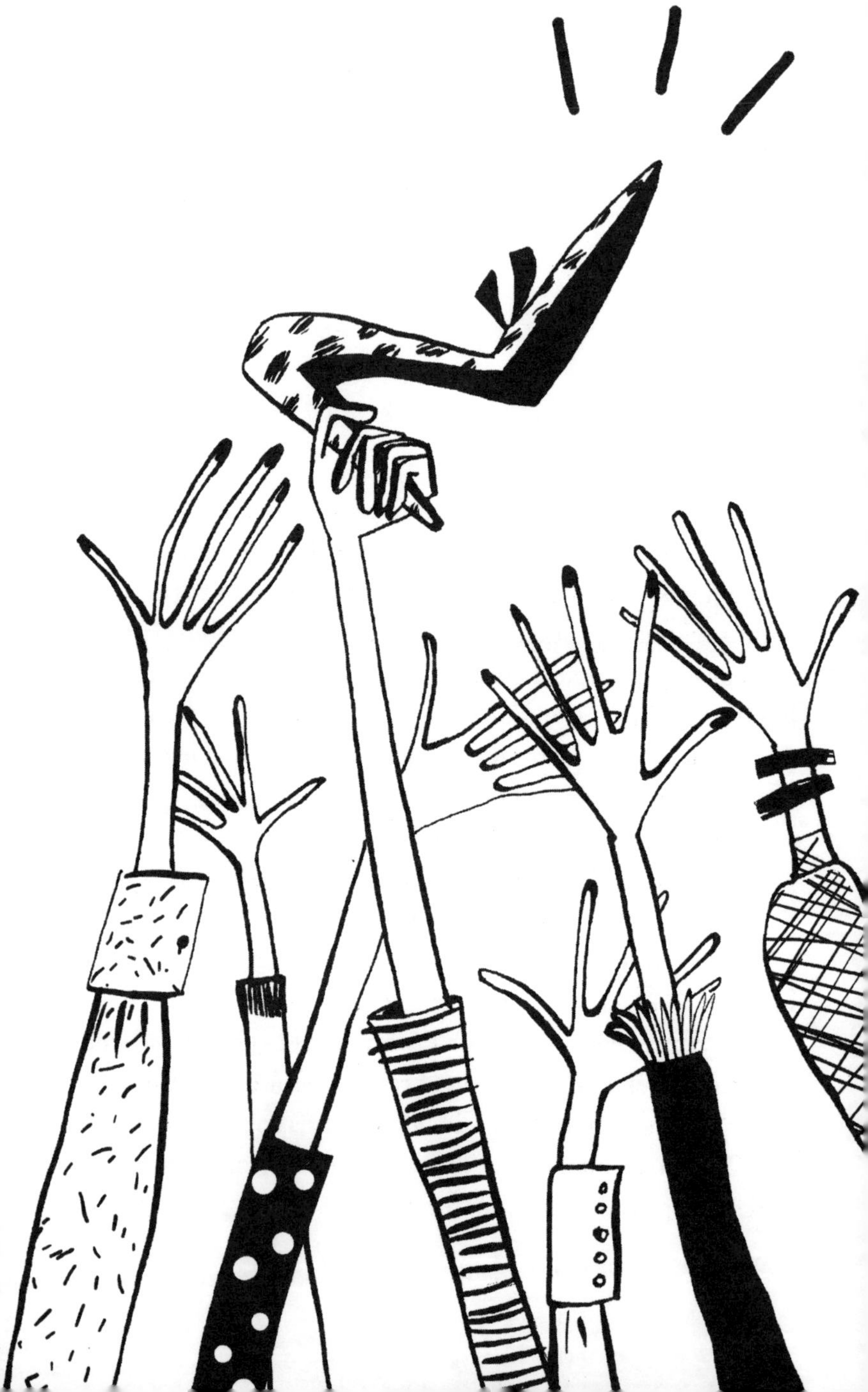

portanto, é um objeto útil para ambos os sexos. Mas só é uma obsessão absoluta para as mulheres.

As revistas femininas nos explicam como usá-lo para pegar marido, reconquistar o namorado perdido, conseguir aquele cargo que queremos. Ele pode ser caríssimo, mas enquanto o dinheiro, nu e cru, não traz felicidade, um par de sapatos novos pode levar a uma excitação muito, muito próxima da felicidade (aquela felicidade que, como diz o filósofo, dura um instante). A razão disso muitas vezes é um mistério. Talvez seja porque, em comparação com várias outras coisas (roupas, por exemplo), o sapato apresenta uma enorme vantagem. Você pode ser gorda ou magra, baixa ou alta, bonita ou feia, mas pode comprar todos os sapatos que quiser.

O sapato tem virtudes mágicas: nos faz sentir maravilhosas ou *sexy*, chiques ou esportivas, no ato. Embora toquem o piso nada imaculado das ruas e ainda que entrem em contato com o suor, são objetos de arte ou, pelo menos, de nobre artesanato, e não muito diferentes das jóias. Com a vantagem de custarem menos que os diamantes, os famosos "melhores amigos das mulheres". Pronto: os sapatos são nossos melhores amigos.

* * *

Continuo com cautela. É claro que não pretendo dizer a verdade, toda a verdade, sobre o assunto neste livro, pois é impossível. O diretor francês François Truffaut dizia que todos os espectadores de cinema têm duas profissões: a própria e a de crítico cinematográfico. Do mesmo modo, todas as mulheres são especialistas em sapatos.

Sempre foram, mas, nos últimos dez anos, o fenômeno cresceu, por mil razões. Para aumentar a popularidade de suas marcas, as grandes grifes de moda apostaram muito na produção de acessórios: sapatos, mas também bolsas, óculos e cosméticos, mercadorias de preço mais acessível do que roupas, *tailleurs* e casacos.

A fixação pelos sapatos de luxo foi, durante muito tempo, privilégio de uma casta formada pelas *It Girls*, as mulheres do *jet set* internacional: atrizes, *socialites*, bilionárias. Uma tribo única e selecionada que se reconhecia com base nos acessórios com que se enfeitava. Suas tatuagens eram as marcas: Hermès, Gucci, Caovilla, Ferragamo, Blahnik. Elas os compravam entrando nas especiais listas de espera das butiques internacionais.

Mais tarde, com a nova política comercial das marcas *top* de linha, o que nascera como comportamento elitista tornou-se um comportamento de massa. As marcas se multiplicaram (ou desdobraram-se em numerosas "linhas secundárias"), e os compradores-colecionadores também.

Nos últimos dois anos, durante a recessão mundial desencadeada pelos acontecimentos de 11 de setembro de 2001, os produtores denunciaram uma situação crítica no mercado de calçados, bem como em outros setores da moda: diminuíam as exportações e aumentavam as importações de produtos (feitos em série, menos requintados) vindos da China, do Vietnã, da Índia. Mas, apesar dos ventos de crise econômica, ou talvez exatamente por causa deles, o sapato de qualidade continua sendo considerado uma forma de investimento inteligente, em parte em nome do "quem gasta mais, gasta menos", em parte porque o sapato assinado é um dos símbolos de *status* mais ambicionados e ao qual é mais difícil renunciar. Quem não pode comprar uma peça recém-lançada da coleção atual recorre a liquidações, pontas de estoque e feiras, onde encontram-se facilmente, a preços mais baixos, modelos que com certeza não perderam o verniz.

Para que o sapato assinado volte a ser um objeto realmente exclusivo, talvez seja preciso voltar a fazê-lo sob medida, como acontecia antes da Segunda Guerra Mundial. Não é por acaso que, em Londres, existem cursos onde os mais hábeis podem aprender a confeccionar um calçado em dois dias (Prescott & MacKay: informações no *site* www.prescottandmackay.co.uk).

Francamente, não acredito que a iniciativa tenha grande sucesso. O fascínio dos sapatos está todo no primeiro encontro: lá está ele, maravilhoso, virgem, se mostrando para nós em uma vitrine bem iluminada do *shopping* ou na confusão indistinta de uma banca de feira.

Ali, o sapato, assim como o amor, pode acender instintos violentos. Vi cenas que os homens não poderiam nem conceber, mas que as mulheres já sentiram várias vezes na pele: brigas pelo último par de sapato de oncinha com pompom número 36, cotoveladas para pegar um par de sandálias douradas absurdas tamanho 37 e até mesmo insultos por causa de uma bota marrom que parecia a coisa mais banal; pena que todas a queriam.

A paixão pelo sapato tem uma história desconcertante. A humanidade ficou pouco tempo de pés descalços. Em algumas pinturas rupestres pré-históricas, já se vêem calçados confeccionados com peles de animais. A evolução desse acessório foi concomitante com a da moda e da vestimenta.

Enfim, esta é minha "sapatografia" pessoal. Escrevi o texto que vocês têm nas mãos usando quase sempre um par de tênis Nike Pegasus, o mesmo que uso para correr. É como se estivesse descalça.

Quando passeava pela cidade em busca de inspiração, olhando as vitrines e, principalmente, os sapatos das mulheres, nunca me faltou um par de botas pretas de couro de vitelo, de salto médio e bico ligeiramente fino, da Miu Miu, uma das minhas melhores aquisições do inverno 2002-2003. Ensinaram-me uma coisa: nem sempre o que procuramos está à mostra, nem mesmo nas lojas mais bem servidas. Explique à vendedora, com riqueza de detalhes, o que você quer. Pode ser que haja no depósito (como aconteceu no caso da minha adorada bota) um modelo que sirva para você mas que, por culpa das crípticas filosofias da moda, não se encaixa no *trend* do momento.

Quando fui entrevistar Sara Porro, uma das melhores estilistas de sapato em circulação, cometi o erro (mas estava muito frio!) de calçar um velho par de botas de amarrar acamurçadas da Hogan. Ela, que é uma sacerdotisa do sapato elegante, me olhou de cara feia, mas acabou me perdoando com muita simpatia.

Para visitar o Museu Ferragamo, em Florença, escolhi um par de sapatos Dolce & Gabbana comprado em 2000, de verniz e couro de cobra, amarrado no tornozelo e de salto bem baixinho, que se tornou confortável por causa do uso intenso. Mais uma vez, uma meia-gafe. Mas foi o melhor que pude fazer, tendo em vista o dia movimentado que me esperava. Eles, muito gentis, não me deixaram perceber. Obrigada!

Para comemorar o fim desta viagem maravilhosa pela obsessão (minha e alheia) pelo calçado, ainda não decidi que sapato usar. Talvez eu compre um par de sapatos novos. Aliás, pensando bem, estou mesmo precisando.

Mulheres que falam com os pés (e correm em cima dos saltos)

EM ITALIANO, minha língua materna, para dizer que uma pessoa não vale nada, se usa a expressão "metade de uma meia". Metade de uma meia, nunca metade de um sapato. E há uma razão para isso: o sapato é uma sinédoque, a parte pelo todo (ou seja, a mulher que está em cima dele). No meu país, que tem forma de bota e é terra dos melhores sapateiros do mundo, não se rebaixa um sapato, nem por insulto.

Em italiano, também falamos: "Meu moral está abaixo do sapato", para dizer que estamos tão pra baixo, que nem o sapato tem forças para arrastar nossa alma.

Dizemos "tirar o sapato de alguém", que significa passar a perna, levar vantagem sobre o outro, tirando os dois objetos indispensáveis para que se "siga em frente".

Dizemos: "Não é digno nem de amarrar o sapato dele", uma humilde honra para aqueles que mereceriam mais.

Dizem que alguns políticos napolitanos, nos anos 50, presenteavam seus potenciais eleitores com um único sapato, dando o outro pé só depois da eleição. Porque o sapato é o simulacro perfeito do casal, como evidencia tristemente a expressão de muitas mulheres abandonadas: "Me deixou como um sapato velho", já que o sapato velho é o símbolo do objeto inutilizável. Ainda mais quando resta só um pé. Nesse estágio, sapato ou mulher não fazem a menor diferença.

Em italiano, também se diz "falar com os pés", "escrever com os pés", "agir com os pés". Ou seja, muito mal, sem atenção, sem boa vontade ou conhecimento de causa. Essa conotação negativa nasce da contraposição entre as mãos (nobres) e os pés (ignóbeis). É um arcaísmo que acredita serem as mãos mais próximas da mente e do coração, ao passo que os pés ficam lá embaixo, meios de transporte acéfalos.

Em inglês, em compensação, é evidente que os calçados (e, portanto, os pés que abrigam) são o fundamento da personalidade de quem os usa. De fato, fala-se em "se colocar nos sapatos" de alguém. E considero essa expressão muito feliz. Imagine só: calçar o sapato de alguém é realmente um gesto íntimo, muito mais íntimo do que pegar uma roupa emprestada.

Para as mulheres, em especial, é algo tão íntimo, que é um dos primeiros gestos que fazemos quando crianças, assim que conseguimos nos manter em posição ereta. Mal queremos nos sentir "grandes", e já colocamos o sapato da mamãe, de preferência de salto. Assim, subimos em um pedestal que imediatamente enaltece nossa feminilidade. Aquele sapato "roubado", ainda que por poucos instantes, nos faz crescer, em todos os sentidos.

Os psicanalistas explicam que se trata de um ritual de "projeção", mas eu me lembro dele como um momento mágico.

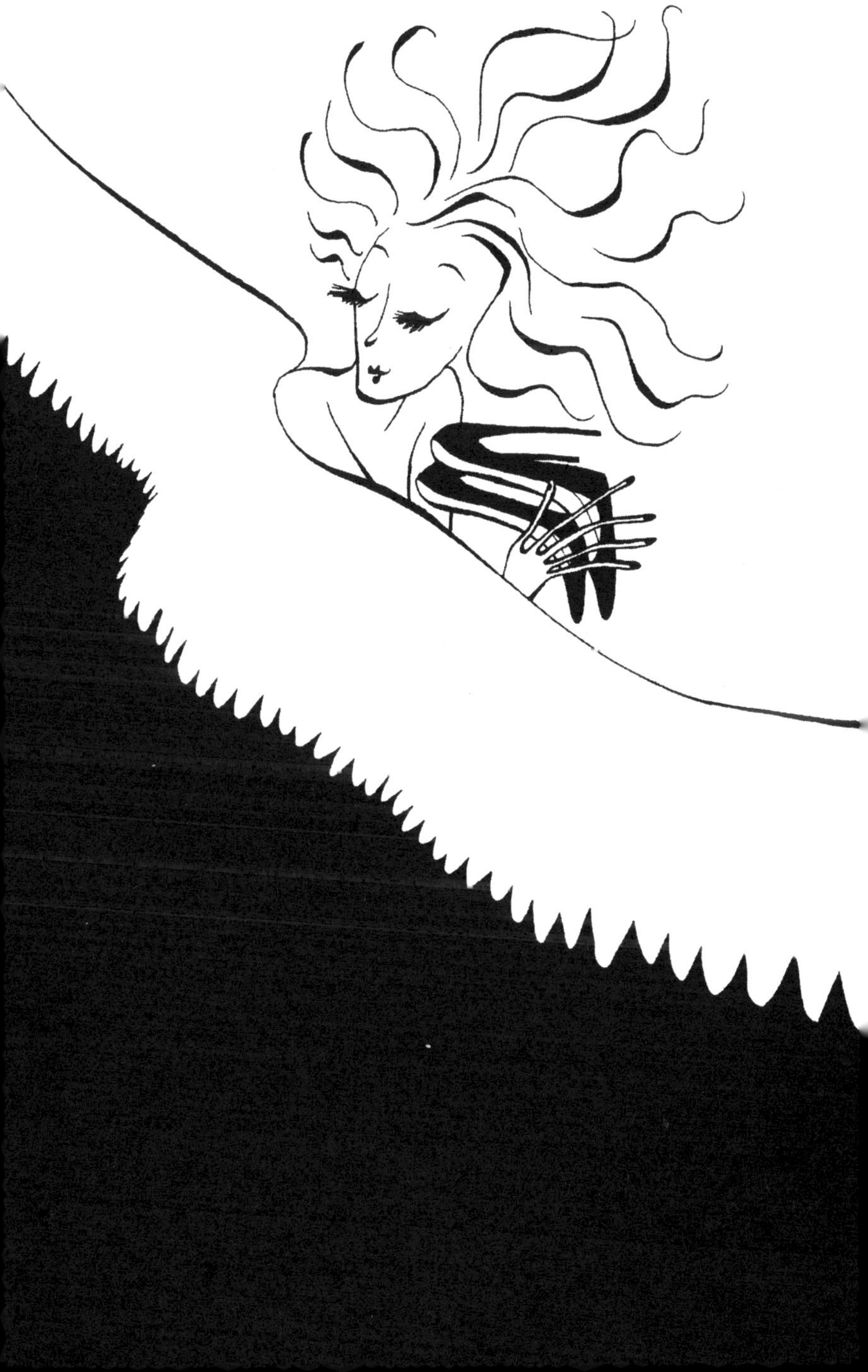

Todas as fantasias que usávamos para brincar de casinha começavam ali.

Para os adultos, ver uma menina de sapato de salto alto é algo doce e cômico, mas, para a menina, representa a entrada em um mundo de aspirações e sonhos. Sentir aquela extremidade liliputiana e gorducha navegando pelos objetos com que a mamãe leva a si mesma para passear cria na menina a ilusão de que, em breve, ela também poderá fazer aquelas coisas "de adulto" que, nessa idade, são proibidas.

Sigmund Freud diria que a apropriação infantil do sapato materno é quase uma tentativa de seduzir o pai, o desafio, por parte da criança, de assumir o papel da mãe.

E depois? Depois crescemos de verdade, atingimos a mesma altura da mãe, começamos a distinguir a nossa personalidade, comprando sozinhas o primeiro sapato. Quando crescemos, queremos que os sapatos nos representem. O interessante é que eles irão nos definir para sempre. Eles denotam idade, estado de espírito, desejos para os vários momentos da vida e, até mesmo, do dia. O sapato conta tudo sobre uma mulher.

A atriz Penélope Cruz confessa: "Nunca consegui estudar um novo personagem sem antes escolher, junto com o diretor, o sapato que usa a mulher que iremos levar à tela. Tudo começa lá embaixo."

Então, a pergunta é: do que falam as mulheres quando falam com os pés?

Sex & The Shoe

ANTES DE TUDO, com os sapatos, as mulheres falam de sexo. Não é preciso ser o antropólogo Desmond Morris, com todo o respeito, para intuir a diferente mensagem transmitida por uma sujeita calçando silenciosos mocassins de sola de borracha e por outra usando um sonoro sapato de salto agulha. Mas só num primeiro momento, porque o estereótipo (salto = deusa do sexo; rasteira = freira) é continuamente colocado em discussão com as mudanças da moda e dos costumes. Mas uma coisa é certa: o sapato de salto alto é o objeto que mais diferencia os homens e as mulheres da nossa espécie.

Só para esclarecer: você já viu um transexual de sapatilhas? E por mais que se diga que os homens do novo milênio se tornaram grandes narcisistas cheios de vaidades, ainda não os vimos de salto agulha. Eles disseram sim ao rímel, à sombra nas pálpebras e até mesmo ao doloroso hábito da depilação, mas ainda não chegaram ao salto agulha; pelo menos, fora das brincadeiras de travestis em festas *gay*.

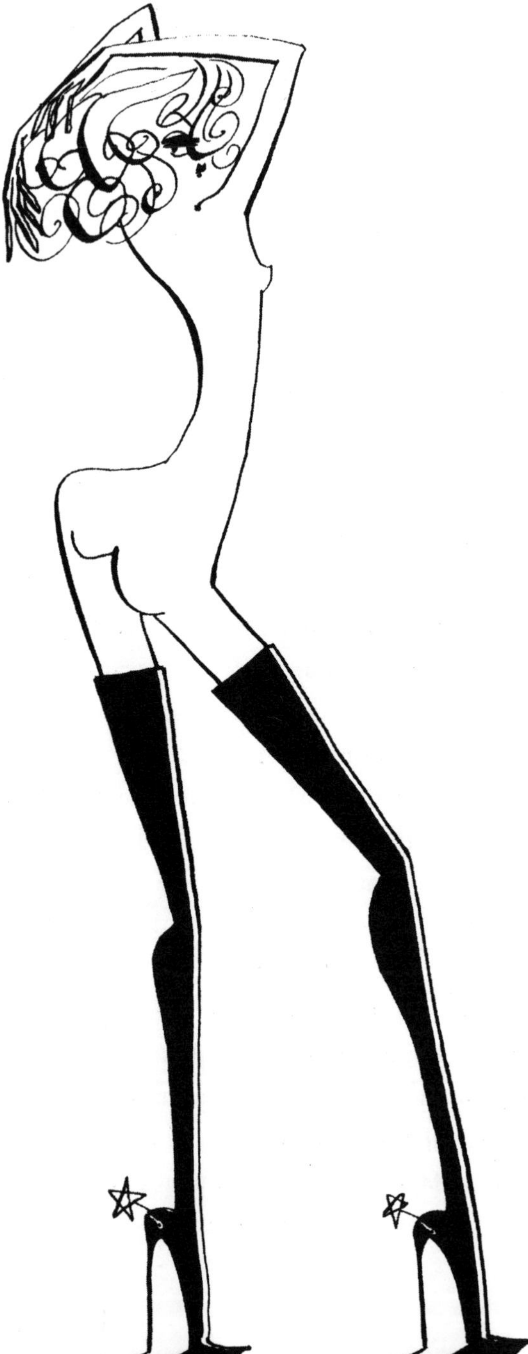

Meu Deus, talvez aconteça, mais cedo ou mais tarde. A tipologia emergente dos homens "metrossexuais", aqueles que se inspiram nas fraquezas estéticas de alguém como David Beckham, pode chegar lá em breve. Nesse dia, ficaremos desesperadas, faremos uma *ola* ou escreveremos outro livro sobre o assunto. Mas, por enquanto, nem vamos tocar nele.

O salto agulha é nosso. Quanto mais alto e fino, maior é seu impacto simbólico como confirmação de que somos diferentes do homem e, portanto, mais despudorada é a provocação. "O meu é mais alto", dizem as mulheres tiquetaqueantes que vemos nas ruas e nos escritórios. Elas o dizem às rivais, mas, principalmente, dizem aos homens com quem estão em pé de guerra. Ou de amor.

Não é por acaso que, desde Cinderela, a narrativa popular feminina tem tanto a ver com calçados. O Príncipe Encantado é fisgado graças ao sapato, seja ele o de cristal (claro símbolo de virgindade) da cândida Cinderela, ou o salto agulha de predadora metropolitana das protagonistas de *Sex & The City*, um dos seriados de televisão de maior sucesso entre o milênio passado e o presente. Em Nova York, capital do Ocidente, quatro balzaquianas solteiras contam suas aventuras e desventuras pelo mundo do sexo, do trabalho e das compras. Mulheres inteligentes, altivas e modernas, com duas grandes fraquezas: homens e sapatos.

Também neste caso, o sapato é parte integrante das personagens. "Às vezes, na hora de filmar em *close*, o diretor diz que posso tirar o sapato, se eu quiser, já que os pés não serão vistos", contou Sarah Jessica Parker, uma das atrizes. "Mas eu nunca tirei. A expressão de uma mulher de salto alto é diferente daquela de uma mulher de sapato rasteiro."

Que o diga a figurinista de *Sex & The City*, Patricia Field, que, ao escolher roupas de grife e sapatos de fazer perder a cabeça, tornou o guarda-roupa das protagonistas um novo culto contemporâneo.

Dentre os sapatos, as peças fortes são da Manolo Blahnik, marca que está para os sapatos de salto alto assim como a Ferrari está para os carros de luxo. Em um episódio, Carrie (Sarah Jessica Parker) se perde e acaba em um beco cara a cara com um ladrão. Ela implora: "Pode levar a bolsa, o anel, o relógio, mas deixa meu Manolo Blahnik!" Uma piada paradoxal, que deixa transparecer o nascimento de uma nova escala de valores. E que, talvez por isso, tenha se tornado famosa, pelo menos entre as aficionadas por *Sex & The City*.

Em outro episódio, Carrie vai a um chá de bebê de uma amiga. Sendo um evento informal, a dona da casa pede que as convidadas deixem seus sapatos na entrada. No final da tarde, Carrie não encontra mais seu Manolo. Ele fora roubado por uma moderna "Pega Ladra",* atraída pelo brilho de sua beleza.

A importância dos sapatos nesse seriado tão popular transformou a grife, exclusiva para poucos íntimos, em mito popular, pelo menos nos sonhos das apaixonadas: um par de Manolos não custa menos de 400 dólares!

A marca Blahnik estreou até na música *rap*. Jay-Z dedicou uma música à namorada *popstar* Beyoncé Knowles. Ela se cha-

---

* Apelido inspirado da ópera "A Pega Ladra", de Gioacchino Rossini, cujo enredo conta a história de uma criada acusada de roubo e condenada à morte, mas que acaba salva no último instante, quando a verdadeira culpada é presa. (N. da T.)

ma *Bonnie & Clyde*, e Jay-Z jura a Beyoncé que irá amá-la e venerá-la dando-lhe uma bolsa Hermès, uma Mercedes Benz e um sapato Manolo Blahnik.

Manolo Blahnik, o homem por trás da marca, é um estilista nascido nas Ilhas Canárias em 1943, que estudou Artes e Arquitetura e se mudou para Nova York no começo dos anos 70, onde conheceu Diana Vreeland, a lendária diretora da *Vogue*, que o encorajou a desenhar sapatos. Suas primeiras "devotas" foram as atrizes européias mais glamorosas da época: Marisa Berenson, Jane Birkin, Charlotte Rampling. Hoje, tirando as lojas de luxo, seus sapatos estão nos pés de Kate Moss e Jennifer Aniston, mas também nos museus de *design*.

Quanto às loucuras que as mulheres fazem por seus sapatos, e pelos sapatos em geral, Manolo diz: "As mulheres adoram se transformar, e os sapatos são a maneira mais fácil e instantânea de metamorfose. E custam menos do que uma jóia ou um vestido de alta-costura."

Outra marca de sapatos *sexy* que se firmou nos últimos anos é a de Jimmy Choo, que se tornou tão popular que, já há alguns anos, nas salas de bingo inglesas, o número 32 (se diz *thirty-two*) é cantado com a rima Jimmy Choo. Tamara Mellon, proprietária da empresa que tem entre suas fãs atrizes como Halle Berry e Catherine Zeta-Jones, declarou: "O triunfo dos acessórios hoje em dia é facilmente explicado. As pessoas se vestem de maneira cada vez mais desestruturada e casual. Cabe às bolsas e, sobretudo, aos sapatos dar o toque *sexy* de cada *look*."

Na Itália, uma das marcas históricas de sapatos *sexy* e, segundo as adeptas, confortáveis é a de Sergio Rossi, que hoje faz parte do grupo Gucci. Dentre os artesãos mais hábeis especializados em sapatos-jóias está outro italiano, René Fernando

Caovilla. Suas criações são todas altíssimas, cheias de enfeites espetaculares e muito, muito *sexy*. Mas Caovilla adverte: "Não faço sapatos para serem usados todos os dias, no trabalho. Os meus são objetos especiais, feitos para festejar a beleza feminina." São objetos eróticos, calçados para só serem retirados no pé da cama. Mas, por outro lado, é exatamente o salto agulha de luxo que povoa os sonhos dos fetichistas, como mostram vários *sites* pornôs da Internet dedicados às extremidades femininas. Freud já dizia que, se é verdade que, por um lado, os pés são uma zona erógena, para todos os efeitos, dotada de terminações nervosas muito sensíveis, por outro, o fetichismo não é tanto uma perversão, e sim uma modalidade de relação erótica na qual o relacionamento com as coisas substitui o relacionamento com o outro como pessoa. O fetichismo é uma fantasia extrema, às vezes sinal de sexualidade incompleta. Karl Kraus, escritor austríaco especializado em aforismos memoráveis, escrevia: "Neste mundo, não há ser mais infeliz do que o fetichista, que deseja ardentemente um sapato feminino, mas deve se contentar com a mulher por inteiro." Outras vezes, em compensação, o fetichismo é apenas uma das tantas brincadeiras inocentes da sedução, na qual o homem olha, e a mulher age a cada vez que anda em seu salto alto, sujeitando-se a uma deliciosa tortura.

Exatamente como a heróica apresentadora italiana Simona Ventura: cinco horas de transmissão ao vivo no Festival de San Remo com uma sandália reluzente de infames saltos de 12 centímetros. No final da prova de resistência, na Eurovisione, a coitadinha não agüentou: "Meus pés parecem duas lingüiças."

O fascínio discreto dos mocassins (saltos baixos, alta burguesia)

NA ESPANHA, os fofoqueiros da *prensa del corazón* dizem que Letizia Ortiz, a jornalista de televisão que será a futura rainha, não usava salto alto antes de conhecer o príncipe Felipe. Daquele dia em diante, ela nunca mais desceu abaixo de 9 centímetros, para ficar à altura de Sua Alteza. Mas, antes, Letizia usava muito, e com prazer, os mocassins. Porque o mocassim é o sapato confortável por excelência, o sapato das mulheres sem grilos na cabeça e sempre muito atarefadas. Mulheres que dirigem, que praticam esporte, que não têm tempo para frescuras. Mas sobretudo mulheres burguesas, criadas em ambientes em que a mera visão do sapato de salto alto é "vulgar", em que até a mais remota referência ao sexo é calada, por discrição.

E o que é mais discreto do que um par de mocassins? Originariamente, os mocassins (palavra algonquiana para designar um calçado baixo, feito com um único pedaço de pele dobrado) eram os sapatos dos nativos americanos e dos esquimós. Os colonos brancos, que chegaram àquelas terras com sapatos

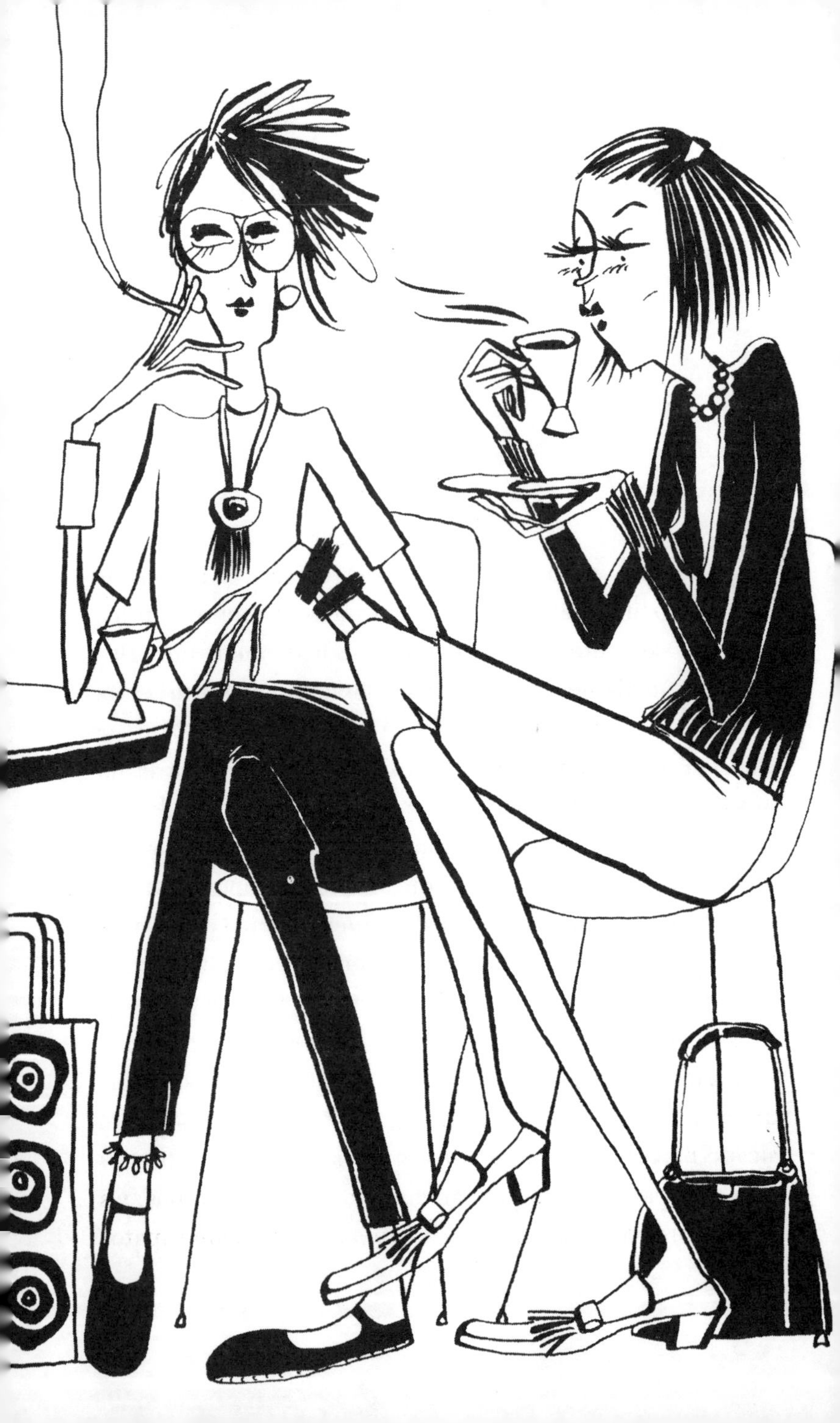

europeus, impróprios para o terreno, logo aderiram a eles. Por muito tempo, as ligeiras diferenças entre um modelo e outro identificaram os indivíduos das várias tribos.

Hoje, as coisas não mudaram muito. O gramado metropolitano pulula de mocassins, em suas versões modernas. Cada um indica uma maneira específica de definir o conforto.

Dentre os modelos mais recentes, está aquele com bolinhas na sola, de J.P., da Tod's, lançado na Itália por Diego Della Valle em 1979 e que se tornou quase um símbolo dos anos 90. Pode-se dizer que esse modelo relançou o mocassim e o transformou, de objeto do dia-a-dia, em sapato da moda. Tanto, a ponto de torná-lo, nas variedades propostas a cada estação, um símbolo de *status*. No verão de 2004, a Tod's chegou a fazer o que se pensava impossível: colocar salto nos mocassins. Não saltos normais e visíveis, que agradariam até à professora chatinha, mas uma pequena elevação escondida dentro do sapato. Uma espécie de "trapaça" para não o deixar tão rasteiro, o que não agrada a muitas mulheres.

Novidades à parte, as "adeptas" tradicionais são mulheres que dirigem e passam os dias levando os filhos do tênis ao caratê, da aula de cerâmica ("para estimular a criatividade") à de piano. São mães atarefadas que muitas vezes dirigem *pick-ups* com câmbio automático, deixando um braço livre para dar um safanão aqui e ali na tripulação, mulheres que não precisam de saltos: o papel de gerente da prole já as levou ao topo.

Depois, temos as "quase-vovós": beirando os 50 anos, são mulheres que sempre investiram no sapato duradouro por razões de economia doméstica. E, aos olhos delas, nada dura mais do que um belo mocassim clássico. Elas os usam desde os anos 70, e muitas vezes têm uma coleção deles, em cores e materiais diferentes. Elas almoçam com as amigas, brincam com os netos e criticam as filhas que, sabe-se lá por quê, preferem os tênis, escolha considerada reprovável.

A "quase-vovó" só larga o mocassim Gucci quando migra para o litoral no verão. Lá, ela prefere os *top-siders* ou os sapatos típicos de quem veleja, com os quais acompanha o marido à marina. Ela fica com as outras mulheres tomando um aperitivo, enquanto ele dá uma de velejador o fim de semana todo.

No inverno, ela sobe a serra e, para receber os amigos, tira do armário a alternativa "pantufosa": o mocassim belga, inspirado nos calçados tradicionais dos camponeses dos Flandres. É de material felpudo, com acabamento e um pingente de couro no centro. Ele deixa a dona de casa sempre sorridente.

Nos fins de semana de meia-estação, no campo, ela usará nos pés pantufinhas de veludo liso colorido.

Outro tipo de amante do sapato confortável é a anglófila. Ela sempre preferiu os mocassins *penny loafer* (ou colegiais): mais clássicos, impossível. Quando jovem, colocava uma moedinha na tira em cima do calçado e enrubescia ao pensar que a posição da moeda, do lado direito ou esquerdo, indicava se ela tinha ou não namorado. Mais tarde, ela teve um belo casamento, mas quando a situação começou a ficar estremecida, para levantar o moral, passou do *penny loafer* para os mocassins com saltos altos e grossos. Uma verdadeira infâmia. Na verdade, o marido fugiu com a babá dos filhos.

Tênis: não só para o esporte

A HISTÓRIA DOS calçados com sola de borracha é antiga. No final do século XIX, eram exclusivos de ricos que praticavam esportes elitistas como o *croquet* e o tênis. O primeiro modelo de massa nasce nos Estados Unidos, em 1917: chamava-se (e ainda se chama) Keds. Dois anos depois, nasciam os All Star Converse, que chegavam a cobrir os tornozelos, bons para um esporte "de rua", como o basquete. O modelo é atual até hoje.

Mais do que confortável, confortabilíssimo, esse tipo de calçado que nasceu para o esporte é recomendado por todos os ortopedistas, para evitar calos e deformações no pé. Aparentemente, o tênis é um não-sapato. Sendo unissex, não nos torna mais altas, e a forma é mais ou menos sempre igual. Mas mudam as cores, as marcas e alguns detalhes opcionais que fazem, no entanto, a diferença de estilo. O Nike com "molejo" (Shox Fsm) é totalmente diferente do Adidas assinado pelo estilista japonês Yohji Yamamoto, adorado pelas *fashion victims*.

Há quem compre um par novo a cada estação (a desculpa é ótima: todos os professores de ginástica dizem que, depois de um tempo, o tênis precisa ser trocado, pois é como um pneu usado; se a sola fica lisa demais, não adere mais ao chão) e há quem goste de um modelo específico e continue a procurá-lo, mesmo quando já saiu de linha.

Dentre os viciados em tênis, por exemplo, existe a subespécie dos apaixonados pelo Nike Silver, caracterizado por uma decoração com listas prateadas fosforescentes e, segundo dizem, perfeito até mesmo para o inverno, porque é quente, envolvente e macio. Infelizmente, no último ano, ele "esfriou", ou seja, passou a ser feito de um material ainda mais *high-tech* e, portanto, mais leve, mas menos versátil com relação às mudanças de estação.

Por mais "de marca" ou "técnicos" que sejam, todos os tênis se tornaram o calçado a ser usado nas horas de folga por excelência, e eles comunicam mensagens completamente diferentes, de acordo com quem os usa. Assim, quer gostem, quer não, também acabaram se tornando um fetiche.

Os patrocinadores dessa evolução são as personalidades do mundo do esporte (é óbvio), mas também do mundo da música e do cinema (menos óbvio).

A música, em especial a cultura *hip-hop*, lançou e continua lançando modelos de tênis sempre novos (é raríssimo ver um *rapper* de mocassim ou com um par de distintos sapatos da marca inglesa Church's!), imediatamente adotados pelas tribos de jovens metropolitanos de todo o mundo.

Na verdade, o sistema do *show-business* apropriou-se e, por si só, tornou notícia uma tendência já enraizada entre "pessoas comuns": a preocupação cada vez maior com a forma física e, portanto, com os hábitos adotados para obtê-la e mantê-la. Um dado que explica tudo: nos anos 50, nos Estados Unidos, vendiam-se menos de 40 milhões de pares de tênis; hoje, esse número subiu para mais de 350 milhões.

Nesse *boom*, a marca Nike (nascida em 1972, mas que só estourou na década passada) dominou facilmente os anos 90 graças a técnicas de comunicação de vanguarda, enquanto os anos 80 foram marcados pela Reebok (data de nascimento: 1982), tênis-referência para os adeptos da aeróbica, de Jane Fonda para baixo, e o primeiro desenhado especialmente para o pé feminino. Quem o transformou em mania foi a personagem de Melanie Griffith em *Uma Secretária de Futuro*: uma nova-iorquina da periferia que chegava ao escritório de tênis e depois o enfiava na bolsa, substituindo-o por um par de escarpins tradicionais. A tendência a usar dois calçados para a dupla vida das habitantes da periferia está em declínio, mas não desapareceu totalmente: em março de 2004, a revista mensal *Lucky* realizou uma pesquisa entre suas leitoras. À pergunta "Você troca de sapato quando chega ao escritório?", 62,4% das entrevistadas responderam que não, mas respeitáveis 37,6% disseram que sim. Significado evidente: as mulheres na nova era têm senso prático e não pretendem renunciar a nada, nem ao conforto, nem à elegância.

O novo milênio começou com um filme que representa uma preferência cultural alternativa aos cânones de Hollywood e que embaralhou as cartas do mundo dos símbolos da roupa esportiva. Estamos falando de *Os Excêntricos Tenenbaum*, dirigido por Wes Anderson em 2001. Bem no momento em que a

Nike chegava ao ápice de seu sucesso, conquistando uma parcela cada vez maior de mercado, Wes Anderson colocou em cena três marcas de roupas esportivas (calçados, mas não só isso) que pareciam completamente fora de moda: Adidas, Fila e Lacoste. A cada personagem, o diretor-cineasta mostra uma delas.

O irmão gênio (Ben Stiller) é um adepto da Adidas, a irmã poetisa neurótica (Gwyneth Paltrow) só veste Lacoste, enquanto o esportivo (Luke Wilson) reproduz com perfeição o visual Fila de Bjorn Borg, campeão de tênis sem igual do final dos anos 70 e início dos anos 80.

Os Excêntricos Tenenbaum, filme de aparência surreal e, portanto, muito distante da realidade, antecipou a crise da marca Nike e as discussões geradas em torno dela, tanto pelo movimento *no global* quanto pelos caprichos superficiais dos consumidores. Tanto é verdade que, hoje, a Nike, pelo menos do ponto de vista da comunicação, aposta cada vez mais em sua imagem de produto hipertecnológico, para atletas ou aspirantes a atletas, prometendo desempenhos esportivos extraordinários. Não é por acaso que um dos últimos modelos enfatiza a velocidade: chama-se Nike Shox Turbo.

Dentre as rivais emergentes da Nike, é preciso falar do renascimento da marca Puma, a qual, modificando apenas um pouco o *design* dos anos 60, voltou à cena, conquistando, antes de tudo, as tribos de skatistas. Os tênis Puma se mostram pouco tecnológicos, simples, mais adequados para uma festa do que para praticar esporte, na tentativa de competir com os heróis esportivos. Em suma, não parecem uma engrenagem da cada vez mais invasiva espiral "atletas *superstar* + patrocinador multinacional = aceitação". Durante a Guerra do Iraque, o povo pacifista da Internet pedia o boicote à marca Nike, em prol da marca Puma, *trendy* e sobretudo alemã, ou seja, nascida naquela Alemanha que negara apoio aos Estados Unidos de George W. Bush.

Outra marca a pregar uma peça na Nike foi a Adidas. O modelo Gazelle, em especial, nome sugestivo e pouco técnico, se tornou o calçado de passeio preferido entre os jovens *trendy* de muitas cidades, como Paris e Milão.

Outra marca que goza de destino igualmente *trendy* é a Asics, que viveu bastante tempo na escuridão. Testemunha (ou testemunho, não saberemos nunca) do crescente interesse pelas artes marciais orientais, o último filme de Quentin Tarantino, *Kill Bill*, mostra a atriz Uma Thurman com um par de Asics amarelo no pé, modelo Onitsuka Tiger. Criados para a prática do Tai-Chi, na mesma hora tornaram-se objeto de adoração.

Até a próxima mania, naturalmente.

Uma república baseada em sapatos

EXISTEM CALÇADOS democráticos e sapatos conservadores. E um sapato de salto agulha pode incitar o debate sobre se o feminismo está vivo ou morto.

Há quem pense que o salto alto representa a máxima liberdade de expressão das mulheres liberadas, porque significa não ter medo de passar por idiota. Só uma escola de pensamento residual pode continuar achando que o salto alto, o sapato *sexy*, seria uma forma de escravidão cultural, que faria voltar atrás o filme de trinta anos de batalhas pela emancipação.

Mas como nem as mulheres poderosas são todas iguais, é preciso assinalar algumas diferenças. O salto alto é muito usado pelas executivas, mas muito menos do que pelas mulheres da política. Condoleeza Rice ou Hillary Clinton e suas colegas mundo afora preferem o salto médio de ponta modesta. Nada muito masculino ou muito feminino. Aquele tipo de sapato que minha mãe dizia ser "de professorinha". Um sapato que não desvia muito a atenção da mulher (uma peça importante nos mais exclusivos clubes masculinos, minha nossa!), mas que ao mesmo tempo lembra a diferença de gênero.

Nos anos 70, as garotas de direita pisavam a calçada no inverno com tamancos holandeses (superdesconfortáveis) e acampavam com alpargatas. A única concessão *sexy* eram as alpargatas versão salto alto com laço amarrado no tornozelo, coisa que, em pernas não exatamente perfeitas, as fazia parecer uma série de salsichas.

Nos anos 80, os anos de Reagan, o cenário mudou. Surgiram novas culturas e conheceram-se novos tipos de calçados. O mundo da discoteca redescobriu o salto alto (talvez em forma de cone), o verniz e os paetês. As meninas descobriram Madonna e seu visual em *Procura-se Susan Desesperadamente*: uma revisitação dos coturnos *punks* combinados com rendas e crucifixos.

Na Itália, o mesmo período também provocou um curioso fenômeno local: o estouro da Timberland. Era o calçado obrigatório para jovens da nova geração, que não queriam saber do compromisso político que tanto condicionara a década anterior. Unissex, exatamente como mais tarde seriam os tênis, os Timberlands chegavam dos Estados Unidos como os sapatos dos montanheses e representavam o ideal de combinação entre um tipo de cultura "fronteiras e grandes espaços" e um mundo de novos hábitos e novos ritos metropolitanos. Começando pelos *fast-foods*, inaugurados na Europa naqueles anos e eleitos pelos jovens como fortaleza e ponto de encontro nas grandes cidades.

Hoje, os Timberlands entraram para o ranque dos sapatos para o lazer, a serem usados quando faz frio, ao ar livre e sem nenhuma característica "tribal".

Nesse meio-tempo, os movimentos antiglobalização demonizaram as cadeias de *fast-food* por várias razões: econômico-sindicais (exploração de mão-de-obra a baixos salários), culturais (uniformização mundial do "sabor"), filosófico-alimentares (prevalência da carne contra a emergente valorização das dietas vegetarianas, ligadas à difusão das filosofias orientais e New Age).

Entre as palavras de ordem dos movimentos antiglobalização está a batalha contra as grandes marcas internacionais: uma das mais atacadas é justamente a Nike, criticada tanto por Naomi Klein, autora do ensaio-bíblia *Sem Logo*, quanto pelo documentarista militante Michael Moore no filme *The Big One* (O Gigante), ambos protetores culturais dos manifestantes que viraram de pernas para o ar as universidades americanas no final dos anos 90 e organizaram vigílias pedindo o boicote aos produtos Nike nos centros comerciais.

Depois de 11 de setembro de 2001, até mesmo essa forma de antagonismo viveu um refluxo, pelo menos em suas formas mais espetaculares, mas alguma coisa ficou nas consciências. Todos os jovens europeus *no global* têm uma queda pelo Camper, sapato espanhol que joga o jogo da ironia (são modelos com o pé direito diferente do esquerdo). Confeccionado com materiais pobres, às vezes até mesmo reciclados, o Camper é o que mais se aproxima hoje das ambições dos defensores de animais *fashion*: conciliar ética com estética. Os mais radicais rejeitam qualquer marca.

No mais, todos se resignam e continuam usando o que aparece e o que agrada. O sapato politicamente correto ainda não foi inventado. Quem conseguir fazê-lo se tornará o Bill Gates do século.

Síndrome de Imelda

Em 1986, em fuga das Filipinas em direção ao exílio havaiano, Imelda Romualdez Marcos, mulher do ditador Ferdinando, usava um par de chinelos de veludo azul.

Corazón Aquino, que sucedeu Marcos na Presidência do país, tornou pública a coleção de sapatos de Imelda "para que os filipinos vissem como quem deixava o povo na miséria tratava a si mesmo".

Acusada por causa de seus luxos infames, Imelda se defendeu dizendo:

– Não é verdade que eu tinha três mil pares de sapato. Eram apenas 1.060.

Em seguida, Imelda se vangloriou de ter visto em uma sapataria de Nova York um cartaz que dizia "Há uma pequena Imelda dentro de cada uma de nós".

Quando retornou do exílio para Manila e se candidatou à Presidência da República, na véspera das eleições, Imelda declarou:

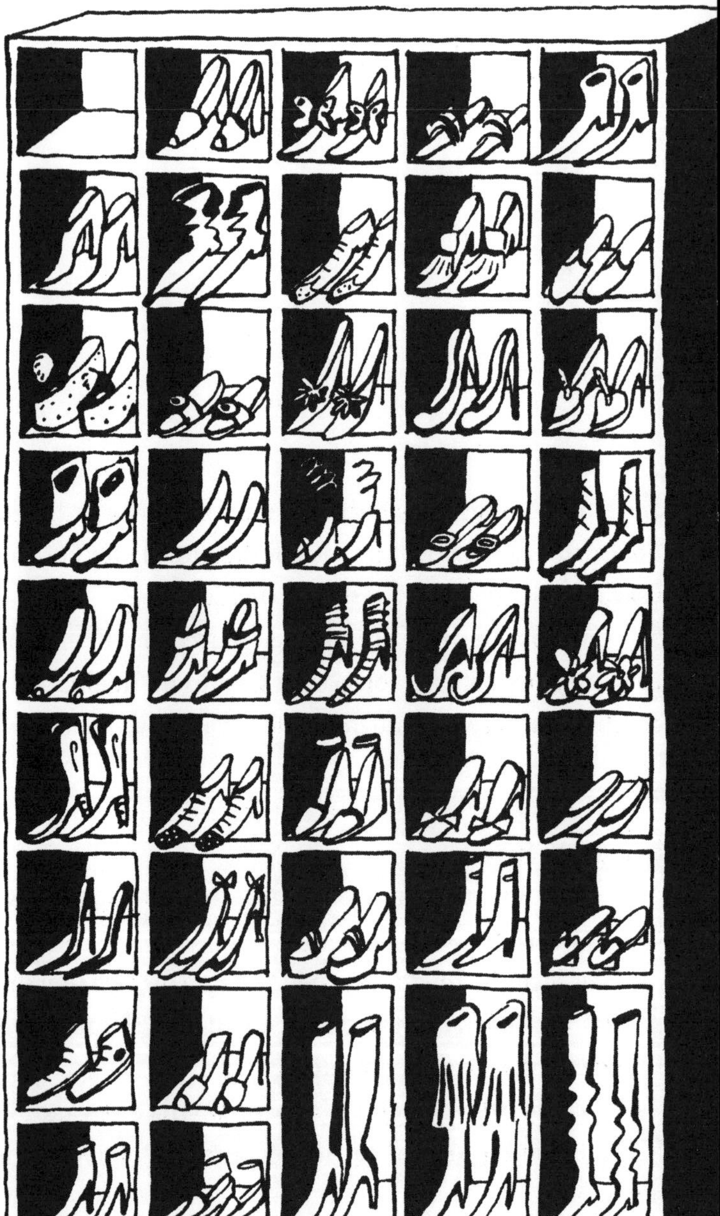

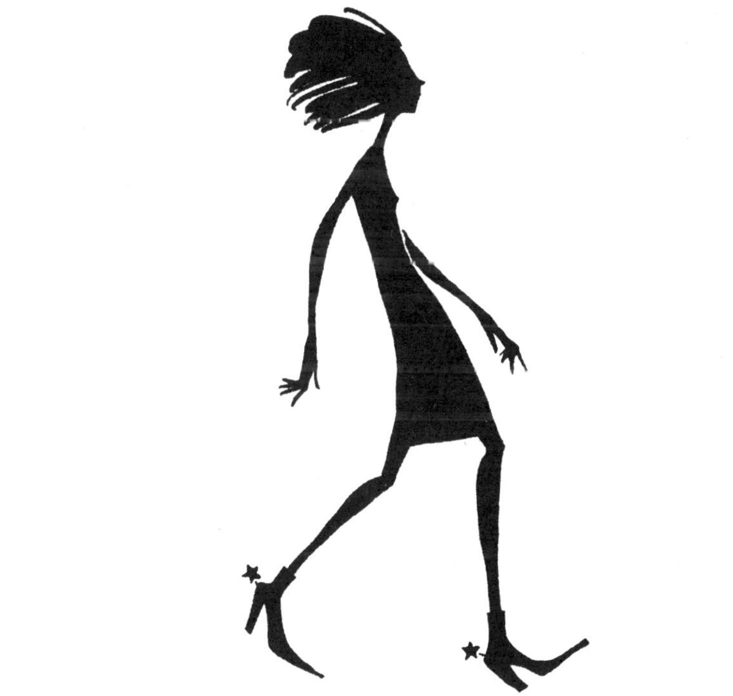

– Quer ganhe, quer perca, amanhã vou fazer compras.

Perdeu.

Em 2001, embora suas questões com a Justiça ainda não estivessem resolvidas, Imelda inaugurou, em Marikina, a sede dos calçados de Manila, um museu dos sapatos. Muitos dos calçados expostos são seus, resgatados do palácio presidencial. Também naquela ocasião, Imelda tinha pronta sua piadinha:

– Procuravam esqueletos no meu armário, mas só encontraram coisas maravilhosas.

Como lhe tirar a razão? Holly Brubach, no livro *A Dedicated Follower of Fashion* (Uma Seguidora Dedicada da Moda), escreveu: "Um par de sapatos novos não cura um coração despedaçado nem uma dor de cabeça. Mas com certeza pode aliviar os sintomas."

Colecionar sapatos é um fenômeno vivo em todas as latitudes e em todas as idades. A típica "Imelda" não liga para a altura do salto ou para a forma, a cor, o tipo de couro, não distingue entre tênis e sandália. A "Imelda" não quer nem saber se se trata de um modelo da última coleção comprado em uma butique ou se é um sapato antigo, encontrado em uma banca de feira. A "Imelda" acumula. Um par de sapatilhas rosa hoje, uma botinha esportiva amanhã. Sapatos que talvez só sejam usados uma vez, porque seguem o meteoro da moda, ou comprados simplesmente porque estavam na promoção. Sapatos grandes demais ou apertados, mas irresistíveis no momento da compra. Quando não consegue se decidir entre um sapato preto e um marrom, em geral, a "Imelda" compra os dois. Ela enche os armários e nunca tem o calçado certo para usar com aquele vestido novo. Assim, compra outro par. E depois, de repente, mais um, porque nunca se sabe.

A "Imelda" raramente está feliz, pelo menos no que se refere à sua coleção de sapatos. Ou melhor, ela só fica feliz no momento mágico em que os compra, uma leve sensação de loucura. Amor à primeira vista através da vitrine iluminada, contato físico arrebatador dentro da loja e depois, na saída, o rosto deliciosamente corado. A conquista foi feita, o prazer faz o sangue correr mais rápido nas veias. E depois? Depois, assim como a paixão, tudo acaba. Um dedo de pó na parte frontal, um olhar entediado, um arrependimento:

– Ele calçava tão bem! Adeus.

A vida em bico fino

TODAS AS MULHERES dizem que odeiam bico fino. Se fosse verdade, não se compreenderia o sucesso de alguns calçados agudos como facas. O sapato de bico fino, em geral, se lança e faz o pé parecer mais magro do que é. Infelizmente, não desvia o olhar dos outros das imperfeições vizinhas: não salva uma panturrilha de caçador nem um tornozelo pouco sinuoso. Ao contrário, corre o risco de colocá-los em evidência, ao contrário das pontas mais arredondadas ou quadradas. Mas...

O bico fino atrai, como um jogo proibido. E não é por acaso. Seus antepassados eram as *poulaines*, em moda na metade do século XV, na França: feitas de tecido, com uma ponta que chegava a medir até 8 centímetros, em geral cobertas de pele de potro, para manter a forma intacta. Uma bula papal as proibiu em 1468, por serem símbolo de uma vaidade indecente.

Pouca coisa mudou, já que a moda dos últimos cinco anos não consegue prescindir dos sapatos de bico fino. Esses modelos dão a quem os usa a ilusão de ocupar um território mais amplo e de ter, portanto, mais poder. As adolescentes se emancipam de sua condição infantil quando começam a alternar os tênis com um calçado de bico fino. Uma mulher que entra em uma reunião de homens usa o bico do sapato para desferir chutes profissionais virtuais nos usuários dos mocassins clássicos. Ela diz:

– Estou aqui. E, com este sapato, posso até machucar vocês. Se não me derem espaço, eu o abro sozinha.

O antropólogo Desmond Morris comparou o sapato de bico fino a uma das formas mais cruéis de deformação física: a compressão do crânio dos recém-nascidos.

Esse costume bárbaro, adotado por algumas culturas primitivas da África, do Norte, da América do Sul e da Europa, alterava o crescimento espontâneo da cabeça, naturalmente redonda. O objetivo era mostrar, já na fase adulta, a origem privilegiada do indivíduo: uma cabeça pontuda não carrega mercadorias e se dedica exclusivamente às nobres atividades intelectuais. Até dois séculos atrás, alguns médicos afirmavam que a forma do crânio influenciava na inteligência.

Do mesmo modo, na China, impedia-se que os pés das mulheres da aristocracia crescessem: quanto mais sofressem para andar, mais nobres, servis e reservadas elas eram.

Nossos sapatos de bico fino, portanto, nada mais são que o símbolo de uma tribo de mulheres particularmente inteligentes, inúteis para os trabalhos manuais e destinadas a posições de poder.

O inconsciente e o salto carretel

"NÃO SEI QUEM inventou o salto alto, mas todos os homens devem muito a ele."

Assim disse Marilyn Monroe, a mais maravilhosa rebolante do século passado.

Mas os saltos não são apenas altos ou baixos. Eles podem ter formas diferentes e ser especialmente elaborados. Entre os últimos modelos de sandálias apresentados por Yves Saint-Laurent, estão aquelas com salto de acrílico transparente, uma espécie de aquário em cujo interior vêem-se enfeites dourados ou coloridos, paetês em movimento e outras coisas. Nenhuma novidade: em 1973 já tinham sido lançados saltos e plataformas de *perspex*.

A variação artística do salto, aliás, começa na corte de Versalhes. Luís XIV, o Rei Sol, era de estatura muito baixa. Daí a necessidade de usar salto. Sendo como era, não se satisfez com uma mera elevação, mas mandou que lhe fizessem saltos com miniaturas de batalhas famosas ou cenas idílicas.

Nos tempos modernos, o rei dos saltos foi Roger Vivier, *designer* francês que começou a atuar no final dos anos 30 e que, em 1953, passou a colaborar com Christian Dior e outros estilistas importantes.

Sua marca registrada foram os saltos de formas bizarras ou decorados; eram praticamente jóias embaixo dos sapatos. Vivier calçou os pés de Marlene Dietrich e da rainha Elizabeth (no dia de seu casamento), de Josephine Baker e de Catherine Deneuve. Vivier criou especialmente para a atriz francesa um sapato confeccionado por Yves Saint-Laurent e que ganhou fama com o filme *A Bela da Tarde*, de Luis Buñuel: um meio-termo entre o mocassim e a sapatilha, decorado com uma fivela de metal quadrada.

Dentre suas criações mais conhecidas no início dos anos 60, está um salto em forma de espinho de rosa, uma maravilhosa pequena escultura. Hoje, a marca Vivier foi comprada por Diego Della Valle, que a está relançando. Os novos Vivier são criados por Bruno Frisoni, que se inspira na arte do antigo mestre, sim, mas com uma pitada de pimenta contemporânea.

Por exemplo, um dos modelos da primeira coleção de 2004 se chama Madame Psy. A forma lembra a do sapato da Bela da Tarde, mas é decorado com um sem-número de pastilhas coloridas: uma espécie de homenagem irônica aos remédios antidepressivos. Em suma, é um sapato conceitual que convida as mulheres neuróticas a largar o Prozac e substituí-lo por um novo par de calçados.

Uma das formas sobre as quais Roger Vivier trabalhou muito foi o salto carretel, que, por sua vez, tem uma história longuíssima. Lançada na corte de Luís XV e por muito tempo deixada de lado, essa forma de salto foi particularmente popular entre o fim do século XIX e o início do século XX. Eram assim, por exemplo, os saltos das botas das bailarinas de cancã do Moulin Rouge. Às vésperas da Primeira Guerra Mundial, quando o tango estourou, as mulheres o dançavam com calçados que traziam de volta aquela graciosa curva.

Pode-se dizer, no entanto, que, apesar das mudanças, esse tipo de salto nunca saiu de cena, muito embora nunca tenha sido, pelo menos há bastante tempo, a irresistível "tendência do ano".

Há mulheres que o adoram. Por duas razões, uma prática, a outra, muito menos. A primeira é que, em geral, o salto carretel nunca é muito alto, mas, tendo em vista sua forma sinuosa, ele dá a qualquer sapato um quê de indiscutível feminilidade. A segunda é que o salto carretel é uma declaração de personalidade. Ele é retrô, é o compromisso na medida certa entre o salto fino (da mulher-mulher anos 50) e o salto quadrado (da mulher liberada do final dos anos 60, início dos anos 70) e diz muita coisa a respeito de quem o usa: "Sou uma pessoa criativa, independente, mas com uma deliciosa queda pelas coisas bonitas."

A "carretelada" é a mulher que, ao entrar em uma sapataria, quando a vendedora pergunta o que ela quer, responde invariavelmente com a frase: "Quero algo diferente." A "carretelada" tem uma gaveta cheia de poesias, pinta aquarelas e toca violão. Ou gostaria de fazer todas essas coisas. Ela tem um subconsciente rico e insinuante, procura as nuances nas relações humanas e não consegue entender como alguém pode ser tão cara-de-pau a ponto de seguir à risca a última moda ou, pior, andar completa e corajosamente fora de moda.

Mulheres de botas

DIZEM QUE FOI por causa de um par de botas que a pobre Joana d'Arc acabou na fogueira. A Donzela de Orléans, além de meter demais o bedelho em questões teológicas, tinha o hábito de usar esse tipo de calçado que, naquela época (e por um bom tempo depois), era reservado exclusivamente para os homens.

Quem pescava, caçava, viajava, ia para a guerra? Os homens. Sendo assim, eles, e só eles, podiam usar botas, enquanto as mulheres, adeptas dos afazeres domésticos, usavam pantufinhas de tecido mais ou menos precioso, de acordo com sua condição social.

Ao longo dos séculos, as botas passaram a fazer parte do uniforme dos piratas e contrabandistas, e a palavra *butim* deriva justamente de *bota*.

Símbolo viril de força e inteligência, as botas são homenageadas em um dos contos de fadas mais clássicos: *O Gato de Botas*, de Charles Perrault, o mesmo autor de *Cinderela*, que, como sabemos, venera a frágil delicadeza do pé feminino.

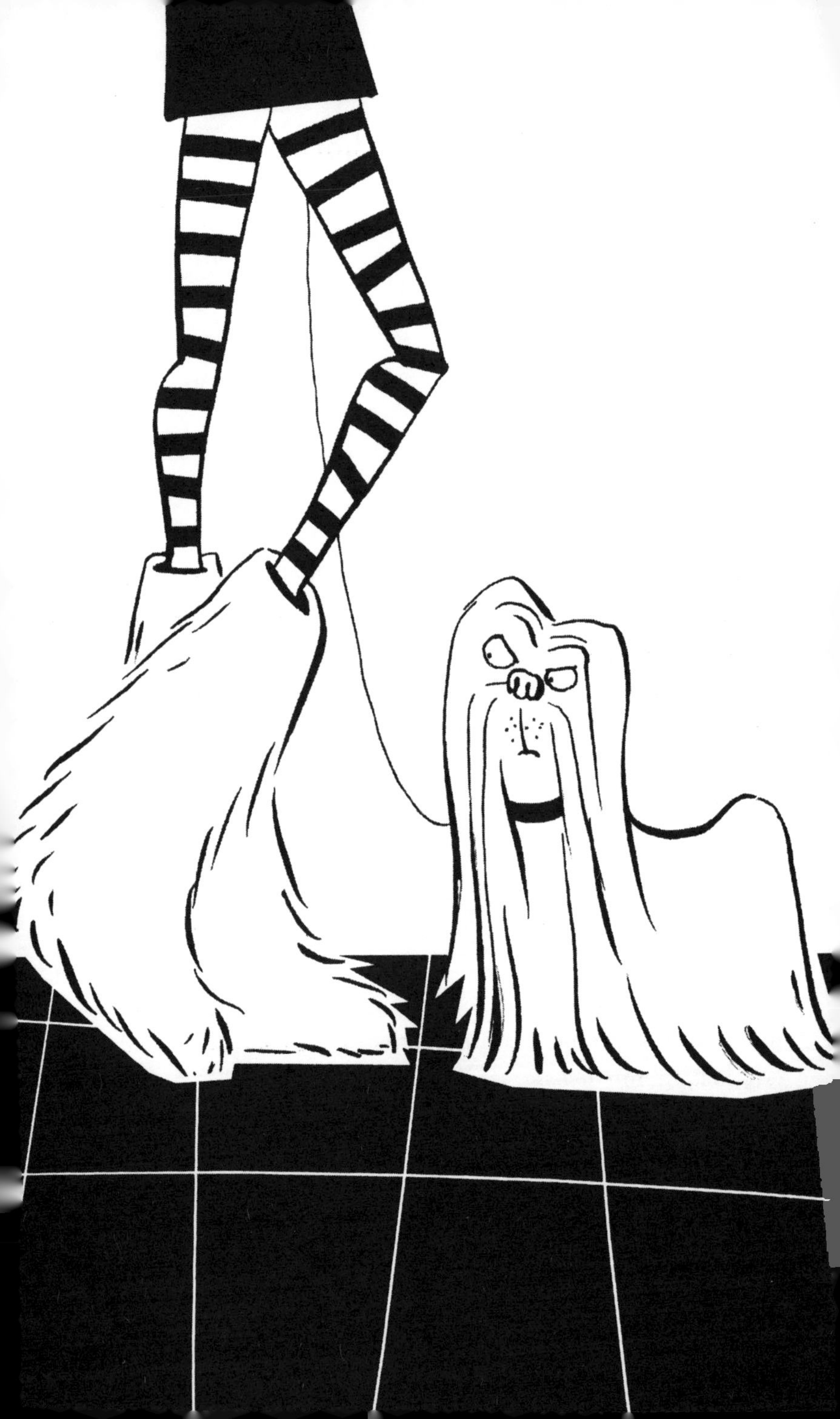

Assim, até a metade do século XIX, a única bota permitida às mulheres era a de montaria. A partir de então, até as mulheres que não trabalhavam ou montavam puderam satisfazer seus caprichos. Aliás, durante a *Belle Époque*, as botinhas entrelaçadas se tornaram o equivalente pedioso dos espartilhos que apertavam o busto. No período vitoriano, as botas eram usadas para esconder os tornozelos; na verdade, ironicamente, para a moda e a moral, valorizavam-nos.

Mas é só nos recentes anos 60 que as botas femininas se tornam algo mais. Elas acompanham a minissaia, inventada por Mary Quant na *swinging London* e completam com perfeição a imagem da mulher que se liberta de todo tipo de fachada e restrição social e sexual.

Na mesma época, o imaginário construído pelas histórias em quadrinhos e pelo cinema cria a deusa sensual do futuro: Barbarella, vivida por Jane Fonda no filme homônimo de Roger Vadim (1968), com as pernas modeladas por um par de botas brancas quilométricas desenhadas para ela pelo estilista italiano Giulio Coltellacci

Fora das telas, nas ruas, as mulheres se entregavam ao *look* "espacial" de Courrèges e Paco Rabanne, estilistas-estrelas da época, e de seus vários imitadores. No rádio, ouve-se a vozinha de Nancy Sinatra, que mia a canção *These boots are made for walking*: "Estas botas foram feitas para andar."

No início dos anos 60, dois fenômenos da moda tiveram um esquisito ponto de encontro. Da união entre a paixão pelo esqui, que está se tornando um esporte de massa, e a admiração pelas façanhas dos astronautas, nasce um novo par de botas: a *Moon Boot*.

Na década seguinte, todos dançavam ao som de *People from Ibiza*. Nas discotecas das Ilhas Baleares, onde nascem as tendências que se difundem por toda a Europa, até em pleno verão as botas de camurça leve inspiradas no estilo "apache" causam furor.

Por outro lado, botas sempre combinaram com o faroeste. Basta pensar nos *camperos* e em suas derivações: sapatos de caubói, resistentes à poeira, mas que viraram moda até na cidade. Exatamente como outro superclássico do vestuário de lazer: a calça *jeans*.

Finalmente, chegamos aos nossos dias. A bota ano 2000 tem infinitas possibilidades de escolha. Saltos de alturas diferentes, canos de tamanhos variados, materiais para todas as estações do ano e para todas as ocasiões. Após alguns anos de esquecimento, entre meados dos anos 80 e meados dos 90, as botas voltam para ficar. Não há mulher que não tenha pelo menos – e digo pelo menos – dois pares de botas no armário. São usadas com calças e saias, com vestidos longos e curtos, de dia e de noite, no trabalho e nos fins de semana.

Há aquelas que começaram a adorá-las porque, tendo uma panturrilha forte e/ou um tornozelo não muito perfeito, viram que, com elas, finalmente poderiam usar saia sem complexos. Há outras que adoram usar minissaia, mas que temem transmitir, com as pernas totalmente nuas, o efeito-calçadão. E há aquelas que são apenas friorentas e usam botas porque odeiam a espada gelada que se insinua lá embaixo, entre a bainha do casaco e um sapato leve demais para o inverno. Há ainda (pouquíssimas!) as de joelhos maravilhosos que ficam fantásticos com botas. E há aquelas que (e aqui caímos na síndrome de Imelda) logo viram que a bota é, sim, um calçado, mas que faz parte de um mundo à parte, e que vale a pena colecioná-las, ainda que ocupem espaço à beça.

Comprar um par de botas é mais complicado do que comprar um sapato normal e, portanto, dá uma satisfação maior. A bota distingue e se impõe, condiciona muito o conjunto visual. Em geral, é mais cara do que um sapato de marca ou qualidade equivalente, e por isso deve ser muito bem avaliada. Em suma, a bota é uma compra estratégica, exatamente como a bolsa que compramos para o dia-a-dia, ou quase.

Quem não gosta de sua batata da perna deve deixar para outras as botas de tecido elástico e sem zíper, pois enfatizam o problema, em vez de disfarçá-lo. Quem tem tornozelo grosso deve escolher as de cano ligeiramente mais aberto em cima; elas proporcionam a agradável ilusão de ótica de que a parte de baixo é mais magra. Quem adora botas enfeitadas e de cores estranhas deve tomar o cuidado de só usá-las com roupas ou saias neutras, porque, neste caso, a estrela é (e deve ser) a bota.

Tendo em mente esses ensinamentos, abram alas para as botas, o mais formidável calçado para a vida contemporânea. Eu, pessoalmente, só desaconselho seu uso em pouquíssimos casos:

a) longas viagens de avião: calçá-las na chegada é uma das piores torturas;
b) maratonas cinematográficas, principalmente se os filmes são afegãos com legendas em polonês;
c) encontros amorosos proibidos: se pega no flagra, você perderá segundos preciosos calçando-as.

Pergunte quem eram os Beatles (não aqueles, as "Beatle Boots")

A BOTINHA DE CANO curto é a variação menos cenográfica e, em geral, mais prática da bota de salto alto. Hoje, é usada principalmente com calças, ainda que algumas audaciosas a usem até com minissaia. Uma façanha arriscada, porque a perna é "cortada" em um ponto crucial e, no conjunto, o feito não ajuda nem mesmo os corpos mais proporcionais. Ela tem uma razão histórica de ser. A botinha de cano curto nasceu como calçado masculino. Os primeiros a usá-la foram os Beatles, daí o nome daquele modelo básico de couro preto, sem zíper, mas com elástico na lateral. A ponta, de início, era arredondada, mas depois afinou e se alongou, paralelamente à cultura musical, que se tornava cada vez mais gritada, psicodélica e transgressora. Mais tarde, nos anos dos movimentos *punk* e *grunge*, a botinha original se converteu nas Doc Martens, de sola de carro blindado (inspirada nos anfíbios militares), cadarços e aspecto *dark* urbano.

Muito antes de dar à luz os quatro de Liverpool, a Inglaterra já tinha contribuído para a história das botas, também femininas. As famosas Balmoral, usadas pela rainha Vitória e assim chamadas por causa do nome da residência de verão escocesa da família real, eram confeccionadas em parte em tecido, em parte em couro. Estiveram na moda enquanto as mulheres usavam vestidos até o pé. Depois, mais nada.

Muito mais tarde, na verdade, só com a chegada da minissaia, as botinhas femininas reapareceram, para viver a mesma transformação de sua irmã "mais velha", a bota. Elas se adaptaram às tendências do momento, cobrindo-se de materiais insólitos (plástico, verniz, com janelinhas transparentes na lateral), ponta quadrada, detalhes em metal. O modelo mais copiado: a Go-go, de Courrèges, representação máxima do gosto espacial.

As apaixonadas por botinhas são uma categoria à parte, mais ou menos como as admiradoras do salto carretel. A botinha revela uma certa androginia, porque, salvo exceções, caracteriza mulheres fiéis às calças compridas. Quem coleciona botinhas, em geral, despreza o sapato-sapato, a saia-saia, a mulher muito vestida de mulher.

A botinha esconde o corpo mais do que a bota, é uma verdadeira couraça para o pé, anda pela cidade mostrando uma personalidade decidida e imune a fraquezas sedutoras.

A mulher que usa botas de cano curto, sejam elas esportivas ou delicadas, é aquela que seria capaz de fundar uma banda de *rock* de um dia para o outro, deixar um conselho de administração de pernas para o ar, vender a empresa da família para abrir uma agência de turismo ecológico e loucuras do gênero. E ainda mais comum é a moça de botinhas que é casada ou noiva e considera sua vida sentimental à prova de bombas.

Mas é melhor não contar muito com isso, porque as botas de cano curto, como conceito, agradam à maioria dos homens tanto quanto as meias 3/4, ou seja, nada! Eles só se convertem diante de um modelo particularmente delicado, talvez com um detalhe excêntrico ou um salto feminino sem nenhuma menção ambígua.

A sapatilha e a eterna ilusão de ser Audrey

A SAPATILHA É o equivalente em calçado da camisa branca: simples, elegante, o clássico chique-que-não-compromete. Tanto a camisa branca quanto a sapatilha estão indissoluvelmente ligadas à lembrança de Audrey Hepburn, ícone de estilo como mais ninguém.

Audrey era uma mulher que pensava com a própria cabeça. Ao contrário de muitas divas de hoje, que se entregam a estilistas profissionais, ela escolhia suas roupas junto com os costureiros que a vestiam (Balenciaga e Givenchy, por exemplo) e criava estilos com eles. E, às vezes, até mesmo sem eles.

Dizem que, certa noite, um pouco antes de um evento importante, Audrey, sem querer, manchou de café o vestido que estava usando: ela pegou uma saia preta qualquer, pegou emprestada a camisa branca do marido e amarrou na frente, criando, assim de repente, um visual novo.

Também foi ela que decidiu que seu 1,75 metro de altura era mais do que suficiente e que, ao contrário dos estereótipos hollywoodianos, podia permitir-se usar sapatos muito baixos sem que, com isso, tivesse seu *sex appeal* ou sua feminilidade diminuídos.

Quem criou o modelo que hoje conhecemos pelo nome de "sapatilha" foi Salvatore Ferragamo, sapateiro natural de Irpinia, filho de uma família modesta e numerosa (era o 11º de 14 filhos), que, nos anos 20, se tornou "o homem que fazia os sapatos de Hollywood". Ele criou calçados para vários filmes, dentre os quais *Os Dez Mandamentos* e *O Ladrão de Bagdá*, com Douglas Fairbanks Jr., foi amigo de Rodolfo Valentino, Greta Garbo e Mary Pickford. Nos anos 30, voltou à Itália e se estabeleceu em Florença: estrelas e celebridades de todo tipo continuaram freqüentando seu ateliê.

Durante anos, Ferragamo calçou os pés da rainha Elizabeth, dos duques de Windsor, da rainha da Itália, Maria José, de atrizes italianas, como Sophia Loren e Anna Magnani, e de artistas estrangeiras, como Carmen Miranda, Marilyn Monroe e Ingrid Bergman. Os produtos Ferragamo eram considerados (e ainda o são) o feliz resultado da quadratura do círculo: sapatos elegantes, originais, mas sempre confortabilíssimos.

É claro que Audrey Hepburn, chegando à Itália para filmar *Férias Romanas*, procurou Salvatore. Ela foi uma cliente aficionada até sua morte.

Quando garota, estudara dança, e a postura de bailarina era um dos elementos de sua beleza natural. Foi por isso que Ferragamo pensou em "sapatilhas" para ela. A patente só foi depositada no Arquivo Central do Estado italiano em 1957, mas o produto já era confeccionado pelo menos três anos antes.

No desenho original, hoje exposto no Museu Ferragamo, vê-se perfeitamente como o estilista elaborou um verdadeiro calçado de balé clássico, para transformá-lo em sapato de passeio.

Sempre inspirado por Audrey, Ferragamo também criou algumas variações da "sapatilha", substancialmente, um sapato cavado, com um salto bem baixo e charmoso que, desde então, ele chamou de *Sabrina heel*, ou seja, "salto Sabrina", por causa do homônimo e inesquecível filme da atriz.

Como nem todas nascemos altas e geneticamente chiques como Audrey Hepburn, escolher a "sapatilha", dependendo do ponto de vista, pode ser um ato de extrema coragem ou de extrema presunção.

Existem duas categorias de "amantes da sapatilha". A primeira é formada por princesinhas do *understatement*, imunes aos modismos extravagantes. São mulheres particularmente bonitas e bem-proporcionadas que usam esse sapato de forma despojada, e, conscientes de que não precisam, não se maquiam e usam pouquíssimas jóias, sempre as mesmas. A essas criaturas perfeitas, assim como a Audrey, não se pode dizer nada.

Há ainda uma segunda categoria, que vê a "sapatilha" como objeto do desejo. "Calçando uma", pensam as coitadinhas, "serei chique como a Audrey Hepburn." Lamento desiludi-las, mas não é tão simples assim. Se há um tipo de sapato que exige tornozelos finos, mas principalmente pés perfeitos e um porte impecável, é a "sapatilha". Na maioria dos modelos, o arco do pé não é levantado nem sustentado, e há o risco de se andar arrastando o pé, como quem usa um chinelo. Resumindo:

as "sapatilhas" são lindas, mas não ajudam. No entanto, é raro que uma mulher não tenha ao menos uma. Aliás, para várias, a "sapatilha" muitas vezes é o sapato predileto, aquele que não se tira nunca e que, quando está gasto, é trocado por um modelo quase idêntico.

Alguns homens gostam das "sapatilhas". Em geral, são homens baixos, que não querem ficar à sombra de uma companheira imponente demais. Em todo caso, isso vale para Tom Cruise, ex-marido da grandona Nicole Kidman. Quando se divorciaram, Nicole disse aos jornais que pelo menos uma coisa a deixava feliz: finalmente, poderia usar sapato alto.

Mas a maioria dos homens não gosta de "sapatilhas". Eles bufam quando queremos ver *Bonequinha de Luxo* pela centésima vez, nos deliciando com a elegância de Audrey. Eles dizem que Audrey agrada às mulheres como modelo de estilo, mas que ela não era nada sensual. São homens convencidos de que o erotismo é medido pela altura do salto. Homens que se esqueceram da aparição de Brigitte Bardot no planeta. Ela era outra "amante da sapatilha", mas deu a ela sua própria interpretação e se tornou símbolo ambulante da sensualidade livre e selvagem.

A outra Hepburn e os sapatos masculinos

A MÃE DE KATHARINE Hepburn era sufragista, e o pai era médico. A moça foi educada cultuando a modernidade e a independência. Assim, apesar de ter escolhido entrar em um mundo feito de ilusão e brilhos superficiais como o do cinema, Katharine interpretou o mundo das divas e o estrelato de maneira peculiar. Ela detestava saias, principalmente porque odiava usar ligas, e por isso vestia calças compridas quase sempre. Se tivesse nascido na era da meia-calça, talvez não tivesse criado o extraordinário estilo andrógino que a tornou famosa e muito copiada. Suas calças largas combinavam perfeitamente com os sapatos masculinos que mandava fazer sob medida.

A primeira mulher famosa a escolher calçados de homem e lançar a moda, nos anos 20, foi Eleanor Roosevelt (1884-1962), irmã caçula de Theodore e mulher de Franklin Delano, de quem era prima distante. Eleanor usava muito um modelo primitivo de sapato com cadarço chamado Oxford, e sua escolha era muito mais do que uma simples questão de estilo. A primeira-dama fez muito pela causa feminina: apresentou-se como uma líder de pensamento forte e representou toda uma geração de mulheres que, criadas entre duas guerras mundiais e a Grande Depressão, eram alheias a frivolidades inúteis. Durante o conflito de 1914 a 1918, o aspecto feminino já tinha mudado: saias mais curtas e largas, tecidos pobres e resistentes. Mas, principalmente, desaparecera o espartilho, instrumento de tortura atroz reservado ao nosso sexo. Um dos *slogans* da época, estampado em manifestos do governo americano, dizia: *Loose hips, build ships*, ou seja, "soltem os quadris, construam navios". Os pés das mulheres, mães e noivas dos homens que lutavam na guerra só podiam calçar sapatos baixos e confortáveis, que serviam para andar de bicicleta, trabalhar, buscar o alimento racionado e, na Europa, fugir dos bombardeios. Naquela época, as mulheres eram soldados à paisana.

Rapidamente, o estilo andrógino de alguns sapatos assumiu, à luz dos glamorosos refletores do cinema, variações menos sisudas. Nos pés de uma figura como Greta Garbo, homossexual excêntrica e misteriosa, os sapatos de cadarço ganhavam um toque de ambigüidade. Nos pés de outra diva, a alemã Marlene Dietrich, eles chegaram até a lançar uma nova imagem de elegância e *sex appeal*. A atriz e cantora alemã era especialista e apaixonada por calçados. Dizia: "Os sapatos são muito mais importantes do que os vestidos e *tailleurs*. São eles que dão elegância ao conjunto. Meu conselho é comprar um único par de sapatos de excelente qualidade, em vez de três pares decadentes, que não são nada convincentes."

Dentre os duzentos pares de calçados de Marlene Dietrich, havia muitos sapatos com cadarço e bicolores, daqueles que, no jargão, se chama de *spectator*. Eles primeiro se afirmaram como sapatos de passeio de homens abastados, reservados exclusivamente para o verão, muitas vezes de tecido de cor crua, com a ponta, o salto e a lingüeta de couro.

Marlene o adotou na hora, na base de seus adorados terninhos. Mais ou menos na mesma época, Coco Chanel se inspirou naquele padrão bicolor para criar seu sapato-fetiche, um clássico até hoje na moda: o corpo é de cor creme, enquanto a ponta arredondada é preta, de couro ou verniz.

Mademoiselle Chanel confessou ter desenhado aquele sapato para diminuir os próprios pés, que considerava grandes demais. E tinha razão: a ilusão de ótica é garantida.

E falando de ilusão de ótica: não usem sapato claro com meia escura e vice-versa. A lição, mais uma vez, é de Marlene Dietrich. Quer vestisse calça ou saia, o Anjo Azul nunca usava meias que contrastassem com a cor do sapato. A homogeneidade cromática entre sapato e meia alonga a perna na mesma hora. Escutem o que ela diz, garotas do ano 2000, porque, de perna, Marlene entendia.

Curso de auto-estima, curto como uma pulseirinha no tornozelo

O MODELO DE pulseirinha no tornozelo está para o mundo dos sapatos assim como *Lolita*, de Vladimir Nabokov, está para o imaginário masculino: aparentemente ingênua, mas substancialmente perversa. O modelo básico desse tipo de sapato (de pulseirinha bem baixa com relação ao peito do pé e ponta arredondada ou quadrada) se chama "boneca", ou Mary Jane. O nome deriva de um sapato infantil inspirado no personagem de história em quadrinhos, Buster Brown (Mary Jane era a irmãzinha do protagonista), publicada no início do século XX. A adepta mais famosa do modelo também foi uma atriz. Contudo, em miniatura. Trata-se da diva mirim Shirley Temple.

Desde aquela época, o sapato Mary Jane sofreu grandes evoluções. Há versões que lembram verdadeiros sapatos de boneca (e se chamam sapato "boneca"); outras têm um salto médio, muitas vezes de modelo carretel, e lembram principalmente os sapatos de dança dos anos 20. Finalmente, existem modelos cuja base foi aumentada, e a ponta, transformada em uma espécie de biscoito gigante, como o Camper. Em coleções bastante recentes, apareceram também exemplos "remissivos", como os do estilista Marc Jacobs, por exemplo, que exaltavam a natureza infantil, tipo personagem de história em quadrinhos mesmo. Mas a questão não é essa. A questão é que o "sapato boneca" é, por antonomásia, aquele sapato dotado de pulseirinha. E a pulseirinha, encontrada até em sandálias altíssimas, em sapatos cavados de salto agulha e em sapatilhas revisitadas, é um detalhe mortal. Ela pode matar até a perna mais bonita, o melhor dos tornozelos. Evidencia a magreza extrema e faz a gordura saltar. Ela consegue deixar feia até a saia que está em cima. Digo saia porque pode-se até usar sapato de pulseirinha embaixo de uma calça, mas é um gesto que denota covardia e indecisão.

Resumindo, usar um sapato do gênero requer uma grande auto-estima. É coisa para mulheres muito seguras de si, convencidas de que existem independentemente do sapato que usam. Portanto, verdadeiras raridades. Pandas heróicas da feminilidade.

Além disso, o detalhe do detalhe: há o problema de fechar a maldita pulseirinha. A fivela sempre vira, o buraquinho onde a ponta entra nunca está no lugar certo e é preciso furá-lo para, depois, descobrir que ele ficou largo demais em um curto espaço de tempo. E não é tudo. O "boneca" clássico não tem nem pulseirinha com fivela, mas com botão, muitas vezes coberto por um verniz escorregadio. Uma invenção infernal com a qual se quebram unhas e se rogam pragas. Também é comum que o "sapato boneca", mesmo sendo pouco usado, por todos os motivos listados acima, seja colocado para escanteio mais cedo em comparação a outros calçados, pois a pulseirinha arrebenta, e o sapateiro, implacável, sentencia que não há o que fazer. É por isso que é o mais traiçoeiro dos sapatos, assim como Lolita é a mais traiçoeira das mulheres.

Escândalo, teu nome é sandália

As SANDÁLIAS nascem da idéia de colocar alguma coisa nos pés: é o sapato eleito por todos os povos primitivos. Não há cultura antiga que nunca tenha tentado confeccioná-las: da África à Índia, da China ao Mediterrâneo, nossos antepassados andavam assim. De pés descalços, mas nem tanto. Antropologicamente falando, a sandália é o elo perdido darwiniano entre o *Homo Sapiens* e a *Mulher de Salto*.

Muitas vezes, os antigos calçavam os mesmos modelos que nós adoramos. O chinelinho de dedo que hoje usamos até na cidade, em versões luxuosas, tem muitos precedentes, como, por exemplo, o *geta* cerimonial que as moças japonesas calçam por ocasião de um rito religioso especial que marca sua passagem à fase adulta. E até na Bíblia se fala de um par de sandálias escandalosas: pouco antes de ser decapitado por Judite, Holofernes deleitou-se admirando seu calçado-jóia. Pobre Holofernes! Fetichista nato, duramente punido.

Na Antiguidade, as sandálias eram um modelo interclasses. Eram usadas pelos escravos e gladiadores, pelos patrícios

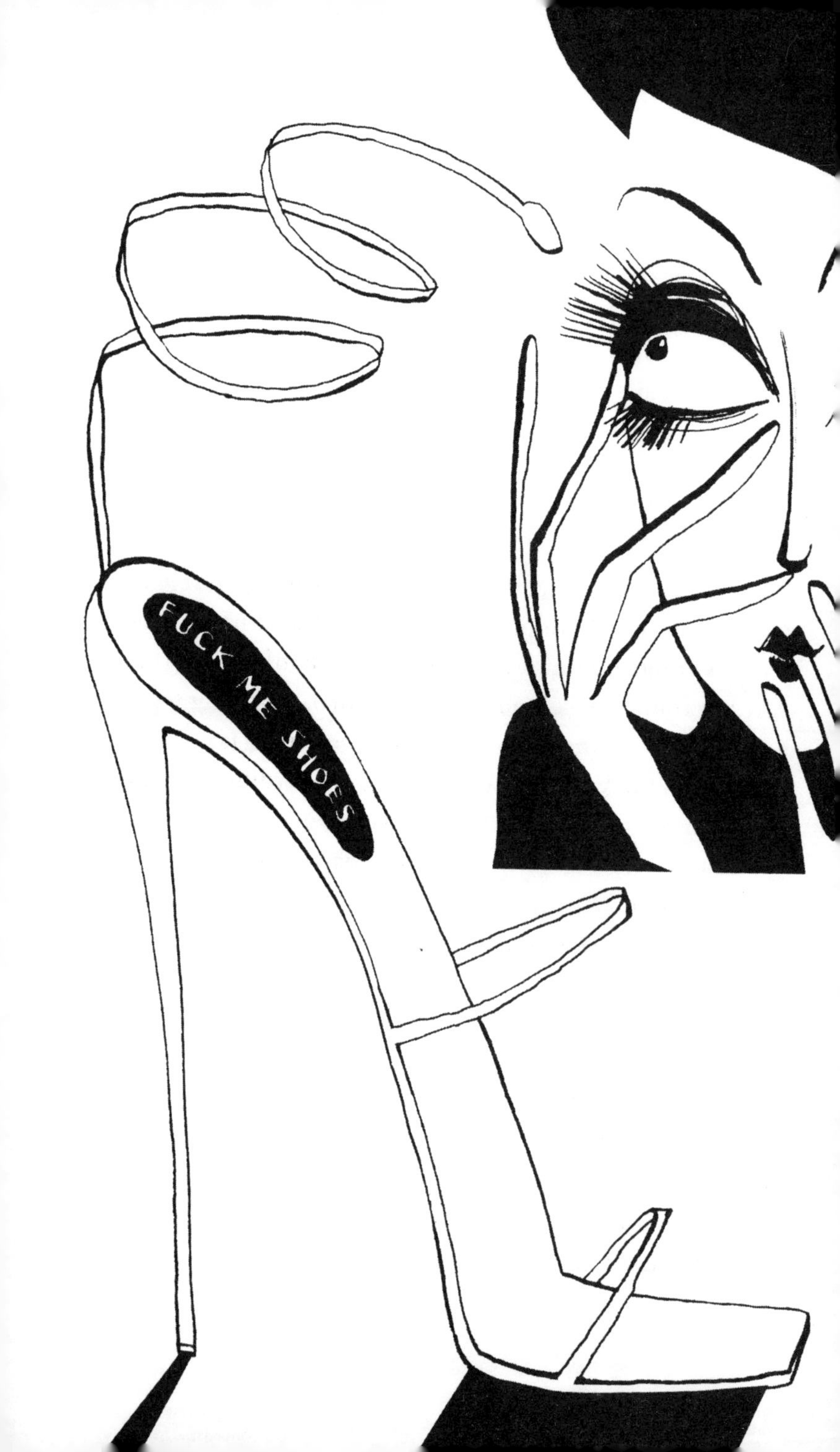
FUCK ME SHOES

e as concubinas das cortes imperiais, de Roma à Pérsia. As diferenças estavam apenas nos materiais. Papiro e palha para os pedreiros das pirâmides, ouro fundido com pedras incrustadas para Cleópatra, Messalina e Agripina. As religiões pagãs apreciavam as sandálias: existem estátuas de Afrodite nua, mas com sensuais sandálias de dedo nos pés, e de Minerva com um par de calçados masculinos muito elegantes, combinando com a armadura de deusa guerreira.

O Cristianismo e a Idade Média resolveram limpar as ruas de tanta nudez e, por vários séculos, pelo menos no Ocidente, a erótica sandália ficou na obscuridade. Quanto mais evoluía a nossa civilização, menos se gostava da idéia "selvagem" de andar com os pés descalços, sinal de pobreza e/ou barbárie.

O retorno triunfal da sandália é coisa recente. Sua redescoberta remonta ao século passado, ligada à idéia de veraneio, momento de luxo em que as mulheres ricas finalmente tiveram permissão para adotar a volúpia dos pés seminus. O mais genial *designer* de sandálias foi André Perugia, ítalo-francês nascido em Nice no final do século XIX e que se tornou estilista de confiança do costureiro francês Paul Poiret no final dos anos 20. Inspirando-se no clima ameno de sua Costa Azul e nas exigências das damas que passavam as férias ali, Perugia lançou a moda das sandálias de veraneio. Suas primeiras clientes foram mulheres "perdidas", ou seja, atrizes e bailarinas do teatro de variedades. Dentre elas, os símbolos sexuais parisienses da época, como Mistinguette e Josephine Baker.

Os anos 40 e 50 viram se impor um meio-termo: sandálias relativamente cavadas, com a parte anterior do pé coberta, com exceção de uma pequena janelinha para os dedos, um buraco para os *voyeurs*. Era apenas o começo. A atriz Shelley Winters contava que, muitas vezes, ela e Marilyn Monroe roubavam sapatos dos guarda-roupas dos estúdios. Ela se orgulhava particularmente do furto de uma sandália incrementada, com pulseirinha no tornozelo, salto alto e um grande pompom na ponta. As duas larápias a batizaram, rindo, de "*fuck-me shoes*", isto é, "sapato-me-come"!

Hoje, não só a nudez é permitida, como o mundo das sandálias é amplo e variado, como o dos sapatos de inverno. Existem sandálias altas e baixas, coloridas e transparentes, com pulseirinha ou sem, para o dia e para a noite, para a cidade e para o lazer. Um grande estilista como Andrea Pfister lançou o modelo Deauville, com corpo em forma de cesto; muito copiado, em todo tipo de material e de cor.

A cada verão, os especialistas em sapatos sensuais propõem modelos de sandálias em profusão. Shelley Winters com certeza iria gostar do modelo "Serpente", de René Caovilla. Aberta, com os pés totalmente nus, saltos superaltos e nada de tiras: só uma espiral em forma de mola, feita de cristais, segurando o tornozelo. Como por magia, dá para andar. Ou, pelo menos, algumas conseguem.

A recente explosão "sandalista" valorizou os "*fuck-me shoes*", mas infelizmente também liberou e difundiu um dos modelos de calçados mais confortáveis (isso não se discute), mas também mais feios da história: a Birkenstock, ou seja, sandálias baixas, largas e, até bem pouco tempo, associadas à imagem dos turistas alemães. A Birkenstock nasceu na Alemanha, em 1967. Um ano depois, pelas costumeiras inexplicáveis razões da moda, tornaram-se sapatos "obrigatórios" nos fibrilantes *campi* de São Francisco. Ela abunda entre *hippies*, *beatniks* e "filhos das flores" como bandeira do conceito de unissex (e é uma novidade) e da liberdade para as idéias na cabeça e nos pés. Do ponto de vista das mulheres, eram sapatos-pôsteres: mostravam que as garotas do *campus* não queriam ser "objetos". Assim, pode-se dizer, na fogueira de sutiãs e torpes discriminações de gênero, jogou-se também o senso estético.

No meu país, a Itália, não por acaso, ela não vingou. Mas, durante anos, sentimos o constrangimento de vê-la desfilar em nossas cidades de arte, no verão, nos pés dos estrangeiros. No alto, a apoteose da beleza (o campanário de Giotto, uma "Madonna" de Rafael); no chão, uma Birkenstock com uma meiazinha curta dentro. Como é possível que alguém mergulhe em tal graciosidade de proporções e cores sem se preocupar com os próprios pés?

Pois bem, hoje, em 2004, sou forçada a admitir: ela venceu. Não só foi liberada e esteticamente aceita, como é usada até por estilistas *trendy*, como Marc Jacobs, na qualidade de arquétipo a ser aceito e reelaborado. Patrick Cox, estilista inglês que, nos anos 90, lançou a unissex "Wannabe", definiu a Birkenstock como "moderna e confortável, um clássico sempre atual". É o que ele acha!

Por sorte, a história, também a dos sapatos, é cheia de fluxos e refluxos. Portanto, só podemos esperar que essa mania insana passe rápido.

Esperando liberação, há outra moda perigosa à espreita: a volta da sandália inspirada nos calçados dos antigos gregos e romanos, relançada recentemente, no vácuo de filmes como *O Gladiador* e *Tróia*. Trata-se de um objeto perturbador em todos os sentidos. Deixa o pé nu de maneira quase obscena e, na versão amarrada com tirinhas finas até debaixo do joelho, exige um corpo perfeito.

Mas mesmo quando é proposta em modelos menos ousados e mais generosos, a sandália continua sendo um calçado bonito e difícil; às vezes, uma missão impossível. Ao contrário de todos os outros tipos de calçado, que têm a tarefa de "cobrir" os pés, a sandália os desnuda, é o biquíni dos calçados. Mas de nada adianta usar os modelos mais bonitos e preciosos do mundo se for para mostrar pés que ficariam melhor escondidos.

Assim, com a chegada do verão, até as mais avessas aos tratamentos estéticos se rendem ao ritual do pedicuro, do esmalte que "maquia" as unhas e assim por diante. A sensual liberdade de uma sandália vale o esforço e a paciência franciscana exigidos pelo longo tempo de espera que um esmalte colorido leva para secar. Lembrem-se: quanto mais densa e chamativa é a cor, mais tempo demora. Portanto, façam as contas. Ou façam como uma amiga minha, uma moça supersofisticada e superorganizada que, faça sol ou neve, sempre carrega na bolsa um par de sandálias de dedo, estaciona o carro em frente ao salão de beleza e, na saída, seca o esmalte com a calefação do carro enquanto dirige para casa.

A lei do calcanhar

SE SEGUISSE o instinto, eu diria: meninas, sabotem as mules! São calçados nada confiáveis e traiçoeiros. Primeiro: é difícil comprá-las no tamanho certo. Nas lojas, o pé escorrega um pouco para a frente, um pouco para trás, e nunca fica claro se será confortável de usar ou não. Bem, já vou dizendo logo: as mules não são confortáveis. Segundo: até o nome pode ser traiçoeiro. São como as babuchas. Na verdade, o termo é usado para definir aquele sapato de verão delicioso que deixa o calcanhar completamente descoberto. Sua variante é o tamanco, uma mule que deixa os dedos à mostra.

A mule não nasceu para caminhar. É fruto de alguns séculos de vida dentro das casas de ricos e poderosos, onde atingiu seu esplendor máximo na metade do século XVII. Originariamente, mais que um verdadeiro calçado, já era um acessório frívolo. Era um objetinho de artesanato fino onde se exibiam bordados, materiais preciosos, como o veludo e o brocado, pedras e outras alfinetadas e provocações decorativas.

Era um capricho para reis, rainhas e cortesãs que ficavam no palácio ou passeavam de carruagem.

As mules nasceram rasteiras e ganharam saltos, mas foi principalmente no espaço da gáspea que os mestres sapateiros deram vazão às suas fantasias. Na prática, o chinelinho que evoluiu para o que chamamos hoje de mule é como uma tela de bordado. Agora, me digam: o que vocês fariam com uma tela de bordado hoje? Nada.

Até mesmo porque nós precisamos nos locomover com nossas mules-bordados, e às vezes somos obrigadas a fazê-lo em cidades como Roma ou Florença, onde há um festival de paralelepípedos irregulares, prontos para nos fazer cair.

Além disso, é preciso dizer que os sapatos que deixam os calcanhares de fora nunca são confortáveis. E o calcanhar pode ficar nu em várias situações: subindo numa mule, em uma sandália classuda ou até mesmo dentro de um par de tamancos holandeses, redescobertos nos anos 70, mas já enterrados. Parece impossível, mas, por causa de uma moda louca, há quem tenha sofrido voluntariamente até mesmo em cima deles: são incontáveis as vítimas de torções no tornozelo durante as passeatas feministas dos anos 70.

O calcanhar procura seu centro de gravidade permanente e nunca o encontra. Vamos esclarecer as coisas: o calcanhar não é uma parte bonita de se mostrar. É o que pensam todos os homens, mas poucos confessam: para eles, o lado *sexy* do pé feminino são os dedos. E pensar que, no período vitoriano, o calcanhar era considerado obsceno, o equivalente em pé do traseiro feminino. Que loucura! Hoje, ele pode ser apenas feiosinho, seco demais e esbranquiçado, se malcuidado.

Diante dele, a libido masculina cai vertiginosamente, como diante de um pijamão de ursinhos.

A única circunstância em que a visão do calcanhar é aceitável, além da praia, é o sapato Chanel, fechado na frente e aberto atrás, mas com uma tirinha.

Mais uma vez, a genial Coco teve uma intuição revolucionária. "A idéia de usar mules agrada às mulheres", pensou ela. Mas como andar nos tamancos não é chique, encontrou uma maneira de deter o pé solto com a tirinha que prende na parte de trás do tornozelo e dá estabilidade e decência ao conjunto.

Infelizmente, como muitas das invenções de Chanel, esse tipo de sapato atingiu um *status* tão clássico que chegou a ficar chato. Mas há situações em que vale a pena pensar nele. Por exemplo, no trabalho no verão ou em um casamento na primavera. Ou seja, quando a sandália aberta é demais, e o sapato cavado é muito pouco, eis que o Chanel, talvez de uma cor insólita, se torna simplesmente perfeito.

Viva a plataforma!

NO TERCEIRO ATO de *Hamlet*, o príncipe da Dinamarca briga com Ofélia por ser vaidosa demais. Ele entoa: "Ouvi falar de como te pintas! Deus te deu um rosto, e fazes outro. E andas saltitando e requebrando (...) fazendo tua lascívia passar por inocência."

De acordo com os estudiosos de William Shakespeare e os historiadores de moda ingleses, aquele "andas saltitando e requebrando" não é nada além de uma referência à *chopine*, calçado alto em moda na época. Mais do que sapatos, eram verdadeiros pedestais que podiam chegar a 50 centímetros de altura e sobre os quais as senhoras eram colocadas pelos braços robustos de suas lacaias. A difusão da *chopine* teve início em Veneza, primeiro entre as prostitutas, depois, também entre as mulheres direitas. A origem, de acordo com algumas fontes, devia ser procurada na Turquia: as plataformas eram usadas por freqüentadores dos *hammans* para manter os pés elevados e secos. Outros dizem que essa moda veio da Espanha,

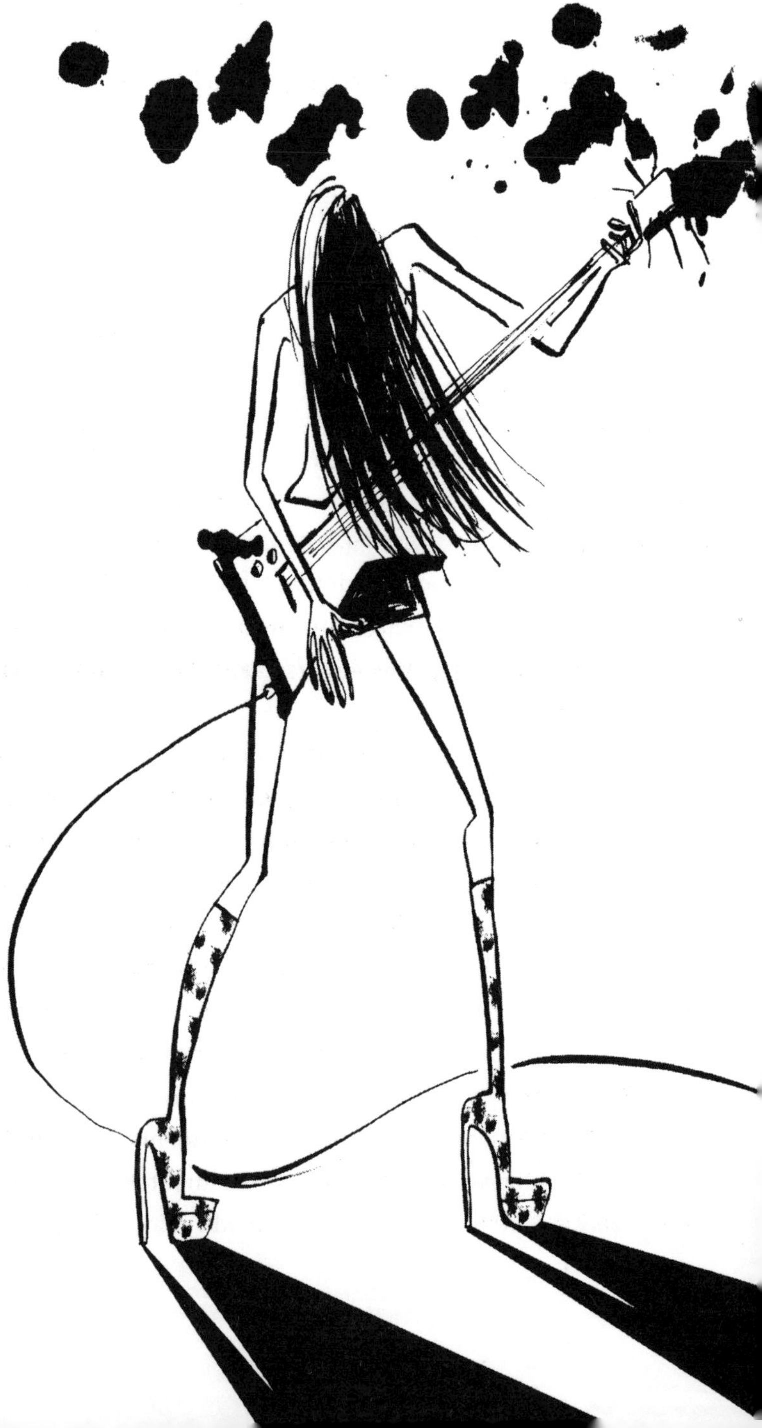

onde havia abundância de cortiça, material leve e, portanto, bem apropriado para as plataformas.

Independentemente de como e onde nasceu, a moda veneziana se espalhou por toda a Europa, e Elizabeth I da Inglaterra foi uma das adeptas. A ira de Hamlet, portanto, mirava também a soberana, que tinha uma coleção de plataformas.

A tendência da *chopine* foi tão extensa quanto breve, porque, no início do século XVII, as mulheres já tinham descido dos trampolins. E assim permaneceram.

Até que, pouco antes da Segunda Guerra Mundial, em Florença, Salvatore Ferragamo fez um par de sapatos com uma plataforma de cortiça, um material pobre mas conveniente, naquele tempo de carestia.

Ferragamo mostrou o protótipo da primeira "plataforma" a uma de suas clientes, a duquesa Visconti di Modrone. A nobre, horrorizada, disse: "Salvatore, esse sapato é horroroso! O que deu em você?" E Ferragamo respondeu: "Duquesa, me faça um pequeno favor. Use-o domingo, na missa. Se ao menos uma de suas amigas fizer um comentário positivo, lhe farei o sapato que a senhora quiser de graça."

Naquele domingo, na igreja, as senhoras florentinas só tinham olhos e palavras para o sapato da duquesa. E as plataformas triunfaram durante todos os anos 40. Elas se revelaram práticas e econômicas, novas na forma e no estilo. Ferragamo e outros estilistas, depois dele, elaboraram formas diferentes e decoradas de plataformas. O conceito de trampolim migrou para sandálias, sapatos fechados, modelos para o dia e para a noite.

Mas, depois da guerra, as cortinas se fecharam para as plataformas: lembravam demais os anos difíceis da autarquia e da miséria. As mulheres se apaixonaram facilmente e à primeira vista pelo novo salto agulha, que caía tão bem com o novo visual proposto por Christian Dior.

As plataformas só voltaram à cena no início dos anos 70, mas sob a novíssima luz do *glam rock*. Bissexualismo, extravagância, excessos e brilhos acompanhavam o estilo musical. Elton John, David Bowie e Marc Bolan, do T-Rex, deixavam-se fotografar com sapatos e botas supercoloridos de plataformas impossíveis, de até 15-18 centímetros de altura. A moda das ruas seguia os mesmos passos: a silhueta dominante era formada por jaquetas apertadas, calças justas, muito justas na altura dos órgãos sexuais e bem largas nos pés, como uma pata de elefante, justamente em cima de gigantescas plataformas. Uma época de moda *glittering*, como se dizia, tão exagerada que era até decadente. Eram os últimos e remotos focos da revolução de estilo iniciada na *swinging London* uma década antes. Em 1977, o dançarino proletário John Travolta (Tony Manero, em *Os Embalos de Sábado à Noite*) já tinha tirado vários centímetros da plataforma.

Desde então, a plataforma masculina praticamente desapareceu: só é vista como extravagância, nos *shows* de transexuais, quase como uma caricatura da feminilidade.

Já no que diz respeito à moda feminina, a plataforma vai e vem, com destino alternado. As Spice Girls a ressuscitaram por umas duas estações. De vez em quando ela aparece de novo, mas continua sendo um objeto constrangedor que, talvez por causa da origem marota (as prostitutas venezianas), ou se ama, ou se odeia.

A plataforma agrada a quem quer parecer mais alta mas não suporta o salto fino tradicional. Ela agrada muito às excêntricas porque, quando bem desenhada, transforma o sapato em um pedestal de escultura.

Mas há toda uma categoria de mulheres que não podem nem ouvir falar dela. A plataforma baixa, de altura razoável, logo é vista como um calçado grosseiro, que chama atenção de modo vulgar. Sem saber, quando desprezamos a plataforma, agimos como Hamlet, um moralista poético mas chato e que não entende nada de moda.

Porque a plataforma, principalmente aquela "pura", anos 40, pode ser muito elegante, desde que usada de maneira correta. Por exemplo, ela cai muito bem com uma roupa de seda florida que deixa entrever o joelho, ao passo que fica o cão com saia justa tubinho. As plataformas são proibidíssimas com minissaia e calça *cigarette* ou, pior ainda, com calça Capri. Mas, se calçarem um par de sandálias-plataforma sob uma calça de tecido fino e bainha um pouco mais comprida, cobrindo perfeitamente a gáspea, vocês andarão como rainhas. Uma vez encontrei a atriz italiana Monica Bellucci vestida assim, e nunca uma plataforma me pareceu tão elegante.

Globalização e crise do chinelo ocidental

TODAS NÓS somos capazes de ser elegantes com um sapato ou sandália de festa. De chinelo, já é mais complicado manter uma certa dignidade. Só o nome já faz os braços caírem.

E pensar que, no passado distante, o chinelo era um objeto de luxo, ou melhor, um símbolo de *status*: os dos papas, bispos e cardeais eram "beijados" em sinal de respeito! Hoje, ao contrário, "chineleiro" é aquele sujeito ordinário, sem graça e sem nenhum interesse além de um controle remoto para fazer *zapping*, atividade que se pode realizar tranqüilamente com os pés em qualquer monstruosidade.

É por isso que, nas residências do ano 2000, o chinelo é, de acordo com o gosto, uma peça de museu dos horrores ou, na melhor das hipóteses, um suvenir exótico.

Mas se vocês quiserem saber mais sobre seus sempre misteriosos vizinhos, batam na porta deles pedindo um pouco de sal por volta da hora do jantar. Irão pegá-los de surpresa e, olhando o que usam nos pés nesse momento em que o senso de decoro abaixa a guarda, vocês finalmente saberão com quem dividem o quarteirão.

Há pais de mocinhas mimadas que, para contentar a pequenina, andam pela casa com dois gigantescos Patos Donalds de pelúcia e há mães de rapazinhos viciados em Playstation que, para contentar a si mesmas, usam os esquilos Tico, no pé direito, e Teco, no esquerdo. Há senhoras cinqüentonas que se vangloriam em público da viagem ao Oriente, mas que só na terceira noite diante do programa de televisão do Dave Lettermann ousam usar certos chinelos marroquinos de ponta comprida, comprida, e aquele fedor de cabrito que ainda não saiu desde o verão de 1985.

Nas casas mais insuspeitáveis, na hora do jantar, giram, enlouquecidos, chinelos de grão-vizir turco ("Comprei no mercado de Istambul, quase de graça!"), chinelinhos chineses e até mesmo lindíssimos chinelos de dedo birmaneses de veludo vermelho, tão lindos que é uma pena gastar em casa, porque dão muito bem até para usar na rua.

Em suma, o chinelo moderno é vivamente multiétnico, como o mundo em que vivemos. Nada a declarar. Estamos globalmente contentes. Mas ficam algumas perguntas cruciais às quais, espero, o futuro dará uma resposta.

Primeira: que fim levaram os chinelos de couro liso, tristes, mas modestos, que nossos avós e pais usavam? Imagino que devam vender melhor na Turquia, no Marrocos, na China e na Birmânia, enquanto nós brincamos com a mercadoria daqueles países, mas não tenho muita certeza.

Segunda pergunta: que fim levaram aquelas pantufas de tecido usadas embaixo do sapato, que andavam muito na moda no início dos anos 60? Todas as mães usavam, na época do *boom* das enceradeiras. "Não quero que arranhem o chão!", era o grito que recebia quem chegava em casa. Hoje, adeus pantufas, adeus mães donas de casa e adeus também àquele tipo de piso, que parecia a pista de patinação do *Holiday on Ice*.

Terceira e última pergunta: que fim levaram os chinelinhos femininos de salto médio e pompom de marabu rosa na frente? Marilyn Monroe usou um no filme *O Pecado Mora ao Lado*. Eram *kitsch* e sublimes. O último par que vi ao vivo foi na Moda Stile, antiquada e empoeirada loja de Verona. Até pensei em comprar, assim, como uma relíquia do tempo perdido. Pena que não o fiz. Porque agora não existe mais Moda Stile: foi substituída por uma loja de *jeans*.

Chuva: um castigo divino

NO INVERNO de 1985, em Milão, caiu uma enorme nevasca que durou vários dias. Os jornais da época relataram uma interessante escalada de calçados usados para se proteger dos avanços daquela que a retórica jornalística chamou de "visitante branca". Primeiro dia: sapato normal, otimista. Segundo dia: sapato mais pesado, de sola reforçada. Terceiro dia: bota forrada de pele. Do quarto dia em diante: circulavam pelas ruas, sem embaraço, botas de neve usadas na montanha e foram vistas até botas de pesca no metrô, único meio de transporte público que funcionava na cidade.

O episódio demonstra que ser elegante quando chove ou neva é praticamente impossível. E não é só isso: as intempéries parecem cair do céu exatamente para acabar com a vaidade feminina.

Hans Christian Andersen tem uma fábula que explica isso bem: *A Menina que Pisou no Pão*. O autor de *Os Sapatos Vermelhos*, outro conto em que o sapato não traz nada de bom, supera a si mesmo em termos de morbidez e moralismo.

Inger, a protagonista de *A Menina que Pisou no Pão*, é uma camareira bonita, namoradeira como poucas e proprietária de um par de viçosos sapatos novos. A patroa (ótima pessoa), dona da casa em que ela trabalha na cidade, convence Inger a levar pão para sua velha e pobre mãe, que ficou na aldeia. Inger (muito má) não pretende ir ver a mãe, de quem se envergonha. Ela só acata o pedido da patroa porque pensa que, no final das contas, pode ser uma boa oportunidade para se vangloriar perante os ex-vizinhos. No caminho, para não sujar o sapato de lama, ela sobe no pão para olhar um laguinho. Como castigo, Inger cai no inferno. Seus pés não saem do sapato (como já acontecera à desventurada protagonista de *Os Sapatos Vermelhos*) e o pão não se solta do salto. Inger está condenada e sentirá fome por toda a eternidade.

Deve ter sido para evitar que as vaidosas contemporâneas tivessem um fim parecido durante o rígido inverno de 2003-2004 que se abateu sobre Nova York (18 graus abaixo de zero) que surgiram as botas australianas Ugg. Elas logo viraram moda, sendo fotografadas nos pés de gente como Kate Moss, Madonna e Demi Moore. Parece que esquentam tanto que dá até para usar sem meia durante uma tempestade de neve!

Pode ser, mas a verdade é que em geral nós, mulheres, entramos em crise até com uma chuvinha banal. Eu tenho uma amiga antiquária, muito elegante por vocação, que confessa não conseguir comprar nenhum tipo de "sapato para bater", ainda mais se para enfrentar terrenos incertos e mau tempo.

E pouco importa que a famosa marca Burberry, aquela das capas de chuva, tenha criado também galochas com sua famosa estampa xadrez ou que existam galochas com a assinatura

Chanel. Elas serão sempre galochas. E, portanto, disformes, de borracha, de bombeiro da Defesa Civil, de guerreira das intempéries. Não é por acaso que o termo galocha vem de Galli, de quem os romanos, quando a conquistaram, roubaram a idéia de cobrir os sapatos com tiras de couro, em caso de chuva.

Na prática, as galochas primitivas eram polainas parecidas com aquelas usadas no século XIX. Até mesmo às galochas Andersen dedicou uma fábula. Mas, ao contrário de *Os Sapatos Vermelhos* e de *A Menina que Pisou no Pão*, em *As Galochas da Felicidade* se fala de virtudes mágicas positivas. As galochas, presente de uma fada, têm o poder de levar imediatamente quem as usa para sua época e lugar preferidos. Cada desejo relativo ao tempo e ao espaço é atendido. Quem sabe não é o caso de fazê-las voltar à moda?

O que os homens dizem quando falam de sapatos

SABE-SE QUE, no amor, as mulheres cometem muitos erros. Um deles é não dar atenção ao sapato que os homens usam. Nós nos preocupamos tanto com os nossos, que pouco olhamos os deles. Por exemplo: é possível se apaixonar por alguém que calça mocassim de couro trançado, talvez cor de diarréia? Não. Mas eu garanto que acontece. Porque o amor é cego, mas também porque a nossa ignorância em matéria de sapato masculino é absoluta.

Quando uma mulher entra, por engano, na sessão de calçados masculinos de uma loja, em geral boceja. E foge. Isso é mau, é péssimo. Muitas moças em busca de marido ou só de companhia fariam bem em se tornar especialistas no ramo, porque, para um discreto número de homens, isso pode ser um atrativo irresistível.

Em geral, os homens são bem informados sobre o que usam nos pés, sem chegar ao extremo do ator Daniel Day-Lewis, que durante um ano de férias de sua atividade cinematográfica foi ter aulas com um sapateiro florentino, para aprender

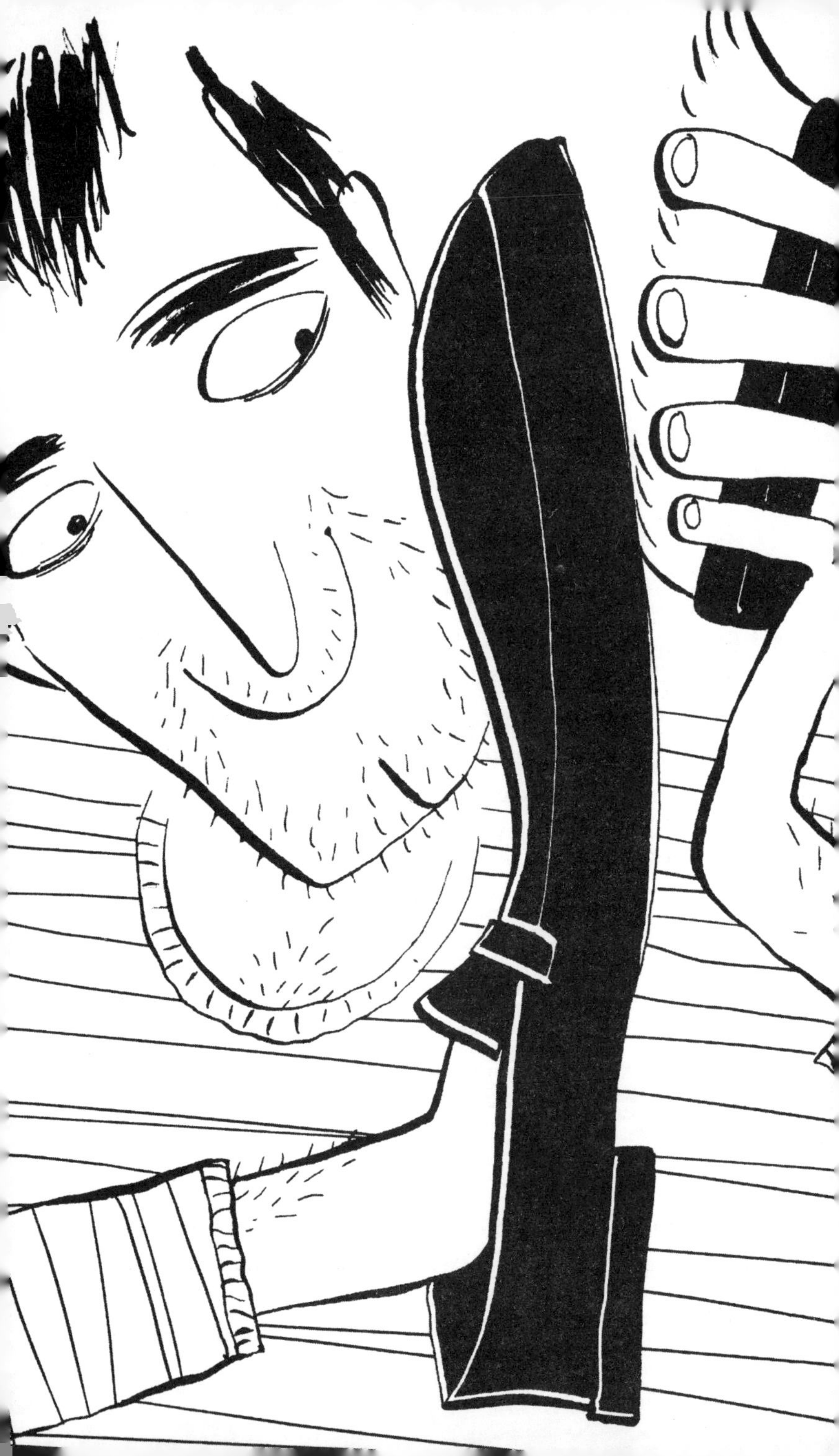

a confeccionar sapatos. Portanto, o que os homens pensam das mulheres que conseguem ajudá-los a escolher um par de sapatos? Mais ou menos a mesma coisa que pensam daquelas que sabem o que é impedimento em uma partida de futebol: são excepcionais. Eles também acham, porque homens são sempre homens, que as mulheres não devem saber muito mais do que eles, senão se tornam perigosas. Mas é bom conhecer pelo menos as distinções básicas. Na pior das hipóteses, é sempre uma boa maneira de atrair a atenção; na melhor, vocês acabarão por ajudá-lo a escolher também o sapato para o casamento dele, ou melhor, de vocês.

Se conseguirem, tenham em mente algumas "diferenças" fundamentais entre o "sapatófilo" e a "sapatófila". O homem engraxa e escova seu sapato com amor e perícia, enquanto nós, como todos sabem, consideramos o gesto um saco. O homem gosta do sapato duradouro, a mulher prefere trocar sempre. Finalmente, ao contrário da mulher, que escolhe que sapato usar com base no ânimo do momento, o homem sempre tem uma idéia muito precisa de qual sapato usar em determinada ocasião: de cadarço para o trabalho, preto para festa, mocassim para o lazer, bota para o mau tempo, sapato de velejador para sair de barco, e assim por diante, com grande senso prático e, aos nossos olhos, pouca fantasia. Mas é bom que seja assim: meninos, deixem a extravagância para nós!

De qualquer modo, a convivência entre "sapatófilos" de sexo oposto é possível. Antes de começá-la, é bom que a mulher adquira um conhecimento de base sobre o mundo do sapato masculino. Portanto, queridas leitoras, não bocejem e continuem lendo. Aqui estão cinco temas de conversa que deixarão seu interlocutor boquiaberto.

- Os sapatos masculinos passaram a se diferenciar dos femininos no final do século XV. Dizem que tudo se deve a um defeito físico de Carlos VIII, da França. O soberano, que reinou de 1493 a 1498, tinha seis dedos nos pés, e por isso encomendava sapatos de bico quadrado e bem largos. A moda se espalhou por toda a Europa, chegando à Inglaterra. Lá, Henrique VIII e sua corte adotaram solas de 17 centímetros de altura! Quanto maior a sola, mais rico e poderoso era o dono.
- No século XVIII, foi a vez das fivelas gigantescas. O século XIX viu muitas decorações românticas, mas o momento de virada para o sapato masculino moderno aconteceu no final do século XIX. A Europa começa a importar modelos americanos que, com contínuas variações, são usados até os nossos dias. Os principais são: Boston ou Oxford (de cadarço), Bulldog (uma quase-bota com lingüeta abotoada), Derby (como o Oxford, mas bicolor). Até o mocassim Loafer vem dos Estados Unidos e, inicialmente, fazia parte do uniforme dos *preppies*, meninos inteligentes saídos das *Preparatory Schools*.*
- As botas de cano longo, populares em várias épocas, viram sua cotação despencar depois da Segunda Guerra Mundial. Associadas demais à imagem dos nazistas e fascistas. Mas, quem sabe, mais cedo ou mais tarde, elas não são liberadas?

* O equivalente, no Brasil, do ensino médio. (N. da T.)

- O sapato masculino de bico fino, na moda na era eduardiana, foi ressuscitado pelos *teddy boys* dos anos 60: um sinal de "neodandismo".
- As botas de deserto para o lazer, lançadas nos anos 50, nada mais são do que uma requintada versão dos calçados usados pelas tropas do 8º Exército Inglês do general Montgomery, no Egito.

A magia misteriosa do sapato vermelho

HÁ UM PROVÉRBIO anglo-saxão que diz "*red & yellow to catch a fellow*". Ou seja, "vermelho e amarelo para pegar um rapaz". Mas não acredito que a combinação dessas duas cores gritantes produza nada de interessante.

Dito isso, o sapato, mas só o sapato vermelho, merece um discurso à parte.

Ou melhor, uma poesia. (Está bem, é só um poeminha.) Aqui vai.

Em cada vitrine que olhei,
O sapato vermelho parecia um rei.
Baixo, alto, com fivela ou sem,
Proclama, gritando, dizendo ao que vem.

Marrom, vinho, preto, cores oficiais,
Que são, contudo, sisudas por demais.
Diferente, divertido, garboso,
Faz da mulher um gato manhoso.

De sapato vermelho, com sorte e contente
Vai-se à Lua, assim, de repente.
O sapato vermelho é um talismã
Que não se pode ganhar do xamã.

E a "Sabe-tudo", sem muita demora:
"Não está mais na moda! Vou jogar fora!"
Não dê ouvidos, siga o coração.
Colorindo os pés, voando com paixão.

E se a moça, nada leniente, grita:
"Uma cor tão inconveniente!"
Com calma diga: "Eu não ligo, não.
De vermelhos, quero uma coleção.

Pois, ao meu dia, dão extravagância,
um quê especial de brio e petulância,
e, quando os calço, viro feiticeira,
má e poderosa, mas sempre faceira."

Segredos do ofício e outras diabruras

"Saltômetro"

A altura de salto mais popular no comércio é a média, entre 5 e 7 centímetros. Na gíria da indústria de calçados, se diz salto 5 ou 7.

O salto máximo é o de 9 centímetros e, em alguns raros casos, o de 10.

Os modelos usados nos desfiles chegam até a 12, mas quase sempre esses mesmos modelos são abaixados para 10 antes de desembarcar nas lojas.

Abaixo de 5 centímetros, há um grande leque de escolhas: uma sapatilha pode ter de 0 a 1,5 centímetro, e há mocassins em torno de 3 centímetros.

Mulheres de estatura baixa tendem a escolher sapatos altos, enquanto as que passam de 1,70 metro muitas vezes são acometidas pela síndrome da altona Nicole Kidman, que, quando estava com o tampinha Tom Cruise, evitava ficar maior do que ele.

Na verdade, não existem regras precisas, apenas muitas mulheres de alturas e comportamentos diferentes. Há quem, alta ou baixa, escalaria montanhas em saltos de 9 centímetros. Há até quem se sinta mal de tênis, que meio mundo considera a apoteose do conforto.

Por outro lado, algumas mulheres não adoram salto alto, mas usam mesmo assim por convicção ou porque acham que ele as faz parecer mais bonitas. É possível reconhecê-las pelo modo como andam: em desequilíbrio, com ar preocupado e sofrido. Parecem aqueles rapazes que só usam *jeans* e moletom e que, um dia, para defender a monografia de fim de curso, têm que vestir terno e gravata.

Não dá para ser bonita ou elegante com o semblante de constrangimento.

Em suma, cada qual deve encontrar o próprio salto, porque cada altura tem sua postura. O que é confortável para uma não é para outra.

Para evitar compras precipitadas, da próxima vez, analisem os sapatos que vocês têm e verifiquem, com a régua, a altura dos saltos daqueles que mais usam. Não há nada de errado em usar o mesmo tipo de salto, muito pelo contrário, isso evita que se tenha que subir e descer a bainha das calças de acordo com o ânimo e define, de uma vez por todas, sua maneira de andar e, portanto, seu estilo.

E não é só isso; uma altura constante evita aquela antipática frase que logo se ouve saindo da boca das falsas: "Por que você está tão alta hoje? Está de salto?"

Saúde e sapato: um assunto do qual não queremos ouvir falar

Até Naomi Campbell, pantera de caminhar maravilhoso, caiu de um salto alto demais na passarela de um desfile. Porque é preciso saber andar com alguns sapatos. E, se usados com muita freqüência, os danos não se limitam às quedas ocasionais.

Alguns ortopedistas especialistas em pés afirmam que os saltos de mais de 9 centímetros deveriam vir com uma advertência: PODE SER PREJUDICIAL À SAÚDE, como já acontece com os maços de cigarros.

Um exagero? Enfim... Apertar as extremidades de modo forçado faz mal. As mulheres chinesas, cujos pés eram enfaixados para que não crescessem, tiveram graves problemas nos ossos do corpo todo, da osteoporose à artrite, e o mesmo é constatado hoje nas ocidentais mais idosas, que passaram os anos 50 requebrando em cima de um salto agulha, que estava na moda na época.

O que será, então, dos ossos das últimas gerações, escravas de saltos ainda mais assassinos? Ainda é cedo para dizer, afirmam os ortopedistas, os quais, de qualquer modo, admitem que a confecção dos calçados atuais (materiais mais macios, maior atenção à forma anatômica da palmilha) parece menos prejudicial.

No entanto, para usar alguns tipos de sapato de fôrma terrivelmente apertada e bico finíssimo, muitas mulheres estão dispostas a enfrentar tudo, inclusive o bisturi do cirurgião.

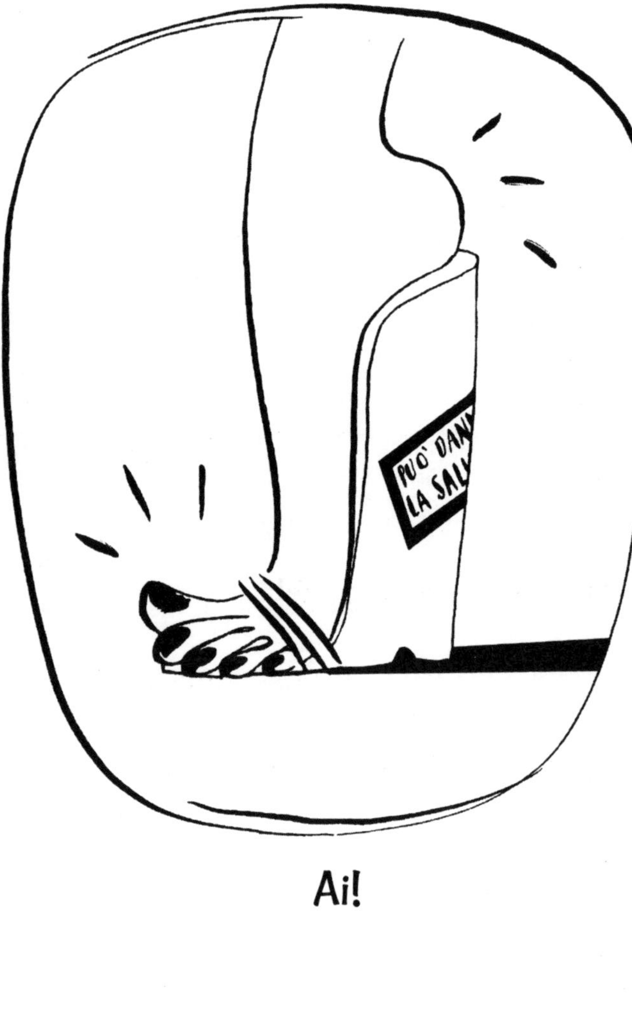

Ai!

Em Nova York, em seu luxuoso consultório da Park Avenue, a ortopedista Suzanne Levine opera seis pares de pés por semana ao preço de 50 mil dólares cada. A cirurgia mais requisitada é a "raspagem" ou, em alguns casos mais graves, a retirada do joanete. Dois dias depois da operação pode-se ficar de pé e, uma semana depois, subir no salto alto novamente.

Outras formas de minicirurgias requisitadas para o pé parecer melhor no sapato? Elas vão da lipoaspiração do tornozelo e da panturrilha às injeções subcutâneas de gel de silicone para deixar macias as partes do pé que entram em atrito com calçados apertados ou altos demais. Excessos ridículos de uma época que rejeita toda falta de estética e não consegue abrir mão de nenhuma forma de moda. Sem alarmismos, dá para aproveitar alguns bons conselhos dessas histórias.

Os Dez Mandamentos do pé feliz

- Tenham consciência de que, com a idade, o pé tende a alargar e a crescer. É inútil insistir em querer entrar no 36 de sempre: depois dos 40, é bem provável que se chegue a um 37.
- Lembrem que Audrey Hepburn aconselhava que se comprassem sapatos meio número maior do que o próprio pé, em qualquer idade, pois o conforto é um dos aspectos da elegância.
- Pela mesma razão, é aconselhável comprar sapatos à noite, quando os pés estão no máximo de seu tamanho, nunca pela manhã.

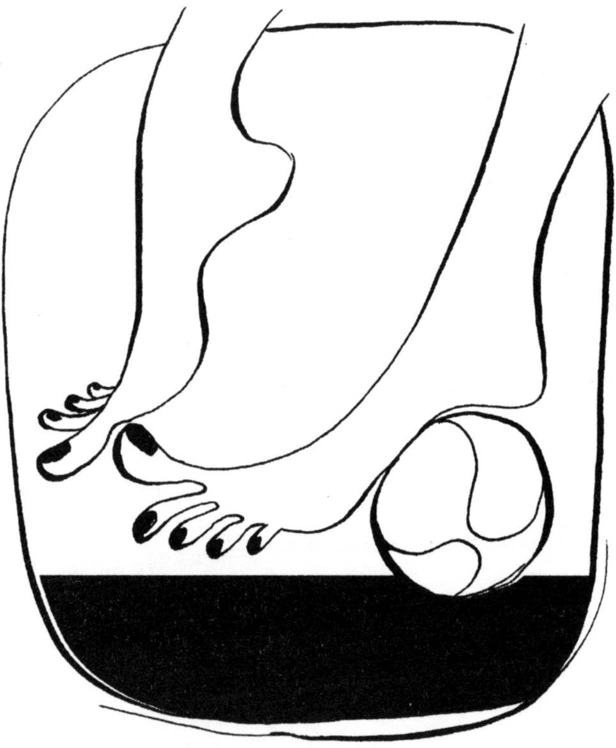

RELAX

- Se um sapato (seja ele alto ou baixo) não é confortável logo de cara, na loja, não comprem: essa história de "amaciar" é um mito que deve ser derrubado.
- Tentem não usar o mesmo sapato por muito tempo seguido. Ou melhor, se possível, mudem de sapato todos os dias, para evitar deformá-los e acostumar os pés a uma só fôrma.
- Assim que puderem – em casa ou na praia – fiquem com os pés descalços.
- De noite, após um dia de salto alto, peguem uma bolinha de tênis e massageiem a planta do pé.
- Observem os pés de sua mãe e de sua avó. Muitas pequenas deformações são hereditárias. Previnam-nas.
- Se seus pés doem ou ficam vermelhos demais na lateral, procurem um bom especialista e vão ao consultório dele com a mesma regularidade com que vão ao dentista.
- Qualquer que seja o tipo de sapato que usem e qualquer que seja a forma de seus pés, aceitem-nos, amem-nos e cuidem deles com pedicuros e mimos. Eles são o pedestal sobre o qual se ergue sua lindíssima alma.

Manutenção perfeita

"Uma limpeza adequada aumenta a vida útil do couro, e isso agora é uma questão de importância nacional. Seus sapatos podem durar mais se vocês pagarem um bom preço por eles, se os mantiverem sempre engraxados, com a sola nova e sem estragos." Esta pérola da sabedoria foi escrita na *Vogue* da

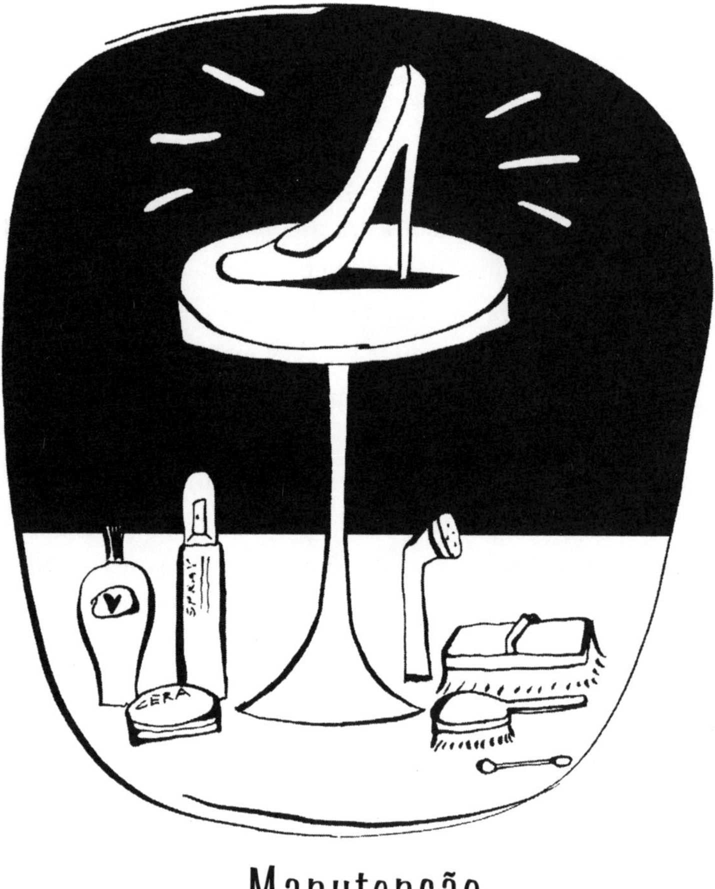

Manutenção

Inglaterra de junho de 1941: tempo de guerra, de pouco dinheiro e de grande respeito pelos meios de transporte mais usados pela população.

Hoje, cuidar do próprio sapato ainda é uma boa maneira de economizar, mas também é uma forma de demonstrar amor por esse objeto tão especial. E não é só isso: uma mulher pode ser elegantíssima, mas se seu sapato está com poeira e o salto carcomido, é como se estivesse com o esmalte das unhas descascado ou, pior, a meia com um fio repuxado. Portanto, saquem a graxa líquida e dêem adeus ao trabalho braçal.

- Usem exclusivamente produtos apropriados, não se aventurem com fórmulas do tipo "faça você mesma". O couro é um material vivo e delicado.
- Escovem sempre seus sapatos antes de sair. Considerem esse um gesto indispensável, como aquela escovada que dão nos cabelos.
- Para evitar que o sapato estrague na chuva, usem um *spray* impermeabilizante; ele também funciona bem na camurça. Em casa, depois do aluvião, coloquem o sapato molhado em uma fôrma, esperem que ele seque e passem o *spray* de novo. Hoje se encontram no comércio ótimas fôrmas de plástico, mais baratas e práticas do que aquelas de madeira, peça cara para um mero amador. E o velho sistema do papel de jornal? Seca rápido, mas não ajuda o calçado a recuperar a forma original.

- Se um sapato estragar com pouco uso, não se entreguem: levem-no à loja e exijam o conserto ou a substituição. É um direito seu, ainda mais se o modelo é caro.
- Se aquela bota que você comprou se revela de repente apertada demais na panturrilha, não dê a uma amiga mais magra: peça para o sapateiro aumentar o cano.
- Para o tênis: há quem use a máquina de lavar roupas, mas os entendidos aconselham uma escovinha macia e água com sabão líquido ou detergente neutro. Nas partes de couro, se houver alguma manchinha, é bom passar um chumaço de algodão com uma gotinha de leite. Em casos extremos, pode-se usar uma tinta.

Como se desenha e se produz um sapato

Com certeza, a criação de um sapato é algo artístico. Pierre Hardy (*designer* da Dior na época em que a *maison* era dirigida por Gianfranco Ferrè e, desde 1990, estilista da Hermès) tem formação em artes plásticas. Conhecido por seus saltos perfeitamente proporcionais, afirma que eles são "capazes de definir a silhueta de uma mulher, como a pincelada final em um quadro".

Tornar-se *designer* de acessórios não é fácil. Sara Porro, de 37 anos, é hoje a mente criativa dos sapatos e bolsas Tod's e assina uma linha própria que se chama *Dove nuotano gli squali.* *

* Onde nadam os tubarões. (N. da T.)

Ela estudou no Istituto Marangoni de Milão e, como todos, queria se tornar estilista de roupas. Por acaso, seu primeiro trabalho foi como assistente de um *designer* de acessórios, e foi assim que ela começou sua carreira. Sara diz que tem muita sorte: ela entrou nesse mundo no momento certo, ou seja, quando os acessórios se tornaram uma parte importante do sistema da moda. Hoje, os que trabalham para as grandes marcas são poucos e muito requisitados. Mas como se inventa um sapato?

"A inspiração pode vir de qualquer fonte", conta Sara. "Pode ser a moda, entendida como as coleções de roupas, que sugere uma tendência. Depois, há a pesquisa pessoal. Estudam-se sapatos de época, talvez garimpados em um brechó, mas também objetos aparentemente incongruentes. Comprei duas coleiras muito bonitinhas em uma loja de acessórios caninos de Nova York: estou com a sensação de que elas me darão novas idéias. Algumas estações atrás, desenhei uma coleção dedicada à Lapônia: reproduzi as decorações tradicionais, mas também as imagens e a cor do céu daquele território. Além dessa parte cultural do trabalho, há o aspecto concreto, a pesquisa de campo. Eu ouço muito as mulheres que me rodeiam, anoto suas reclamações, seus entusiasmos com este ou aquele modelo. Quando chego a uma visão, quando escolho o *leitmotiv* da nova coleção, começo a desenhar o arquétipo de uma série."

Se aprovado, o desenho de Sara é levado ao departamento de fôrmas da empresa, onde, a partir de um pedaço de madeira,

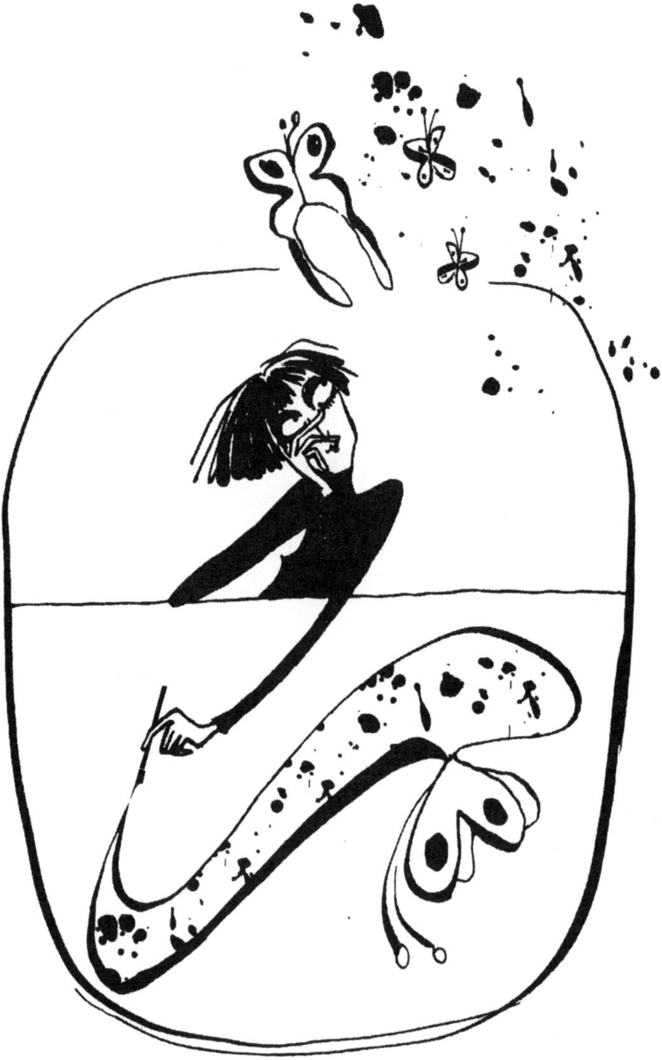

Desenhar

cria-se o molde que, em seguida, será coberto por couro ou outro material previamente escolhido.

A medida-base, equivalente ao tamanho 40 para as roupas, era, até pouco tempo atrás, o número 35. Mas, como a altura média e o comprimento do pé das italianas cresceram, hoje se parte do 36.

A fôrma é levada ao setor de saltos, onde se completa o protótipo: uma pequena escultura de madeira prensada ou, em alguns casos, de gesso.

Depois que a fôrma é aprovada, começa-se a desenhar em cima do modelo. Entra em cena a modelista, que, junto com Sara, realiza as modificações necessárias. Nesse momento começa a verdadeira e própria "construção" do sapato. Corta-se a gáspea, que é o "vestidinho" que o cobre, e se preparam a sola e o salto: no todo, são necessárias mais de cem operações individuais.

Medidas mundo afora

Salvatore Ferragamo dividia as mulheres em três categorias, com base na medida dos pés: as Cinderelas, as Vênus e as Aristocratas. As Cinderelas eram aquelas de pés pequenos, de 36 para baixo. As Vênus eram as de exatos pés 36, e as Aristocratas usavam de 37 em diante. Eram Vênus (e dotadas de pés perfeitos, segundo o artesão italiano) a atriz Susan Hayward e a duquesa de Windsor, Wally Simpson. Rita Hayworth era uma Vênus de pé 36A, ou seja, um 36 um pouco mais largo. A

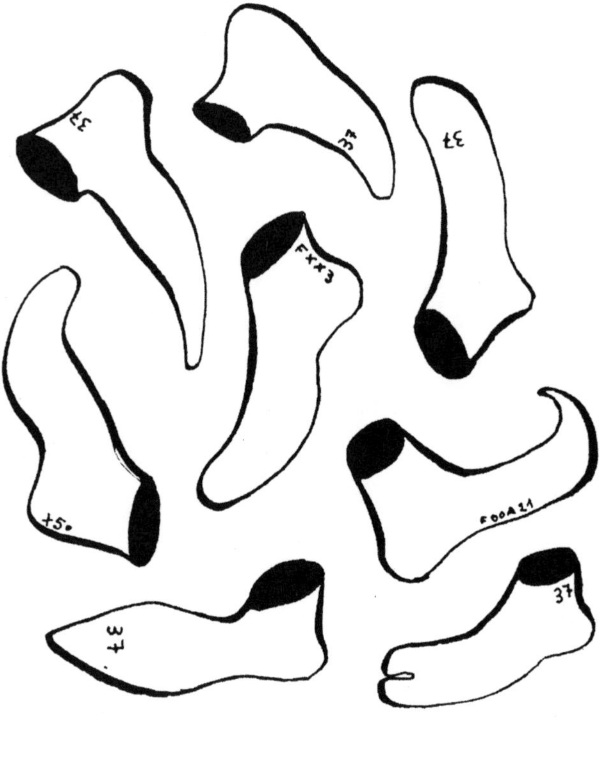

Fôrmas

altíssima Greta Garbo era uma Aristocrata 38AA, e Lauren Bacall chegava a ser uma 41AAA, isto é, pés muito compridos e bastante largos.

Quando se compram sapatos no exterior, é preciso ter em mente algumas diferenças. Aqui estão alguns exemplos úteis.

- O 36 brasileiro equivale ao 37 italiano ou francês, ao 4 inglês e ao 6 americano.
- O 37 brasileiro equivale ao 38 italiano ou francês, ao 5 inglês e ao 6 1/2 americano.
- O 38 brasileiro equivale ao 39 italiano ou francês, ao 5 1/2 inglês e ao 7 americano. E assim por diante.

(Re)Capitulando

A ESCRITORA de suspense Patricia Cornwell escreve em *Calliphora*, um dos romances que têm como protagonista a detetive Kay Scarpetta: "Alguns assassinos em série têm uma fixação por sapatos e por pés (...) Há homens que se excitam ao ver alguns tipos de sapatos e sentem desejo de matar quem os usa. Muitos assassinos em série começam roubando fetiches, entrando nas casas das mulheres e roubando sapatos, roupas de cama e banho e objetos que os excitam sexualmente."

Uma coisa de arrepiar. E talvez seja verdade. Mas, sejamos sinceras, queridas amigas: vocês deixariam de colecionar sapatos por causa do medo abstrato de um assassino fetichista? Nem se fala no assunto.

O grande pesadelo da mulher "sapatófila" é outro. Ele é representado com perfeição em uma cena do filme *A Guerra dos Rose* em que Michael Douglas, marido em meio a um divórcio problemático, pega um a um os sapatos da mulher (Kathleen Turner) e lhes serra os saltos! Acho que o medo masculino da castração não é nada, perto disso.

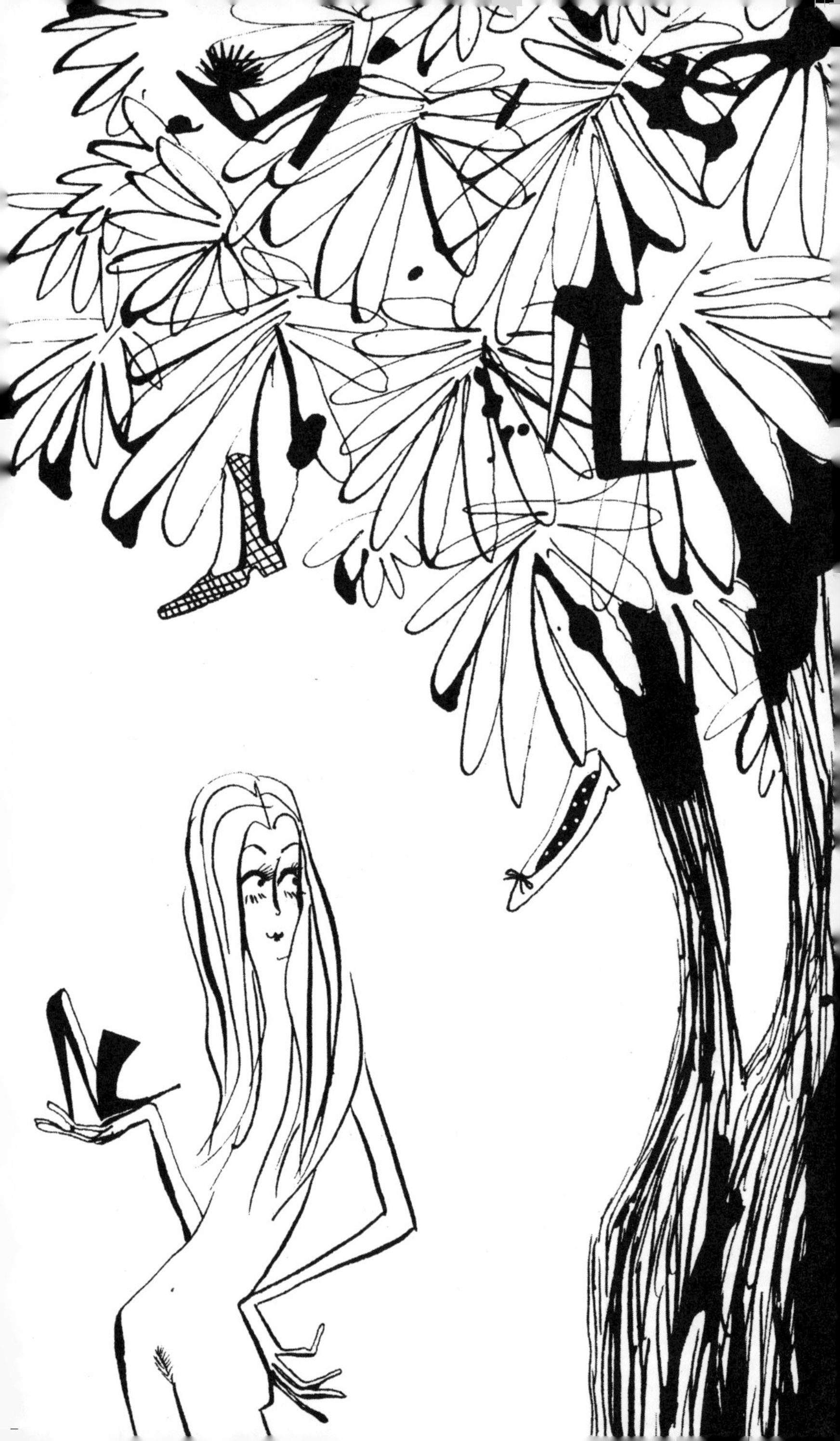

Portanto, concluindo, se vocês compraram ou ganharam este livro, e se chegaram até aqui, é porque provavelmente têm muitos pares de sapato. Ou gostariam de ter. E muitas vezes se sentem culpadas porque acham que nunca têm o bastante. E, mais vezes ainda, devem comprar sapatos que não têm nada a ver com seu estilo de vida, ou com sua maneira de se vestir, ou com seu tipo físico. Bem, consolem-se e vivam felizes. Vocês fazem parte de uma grande tribo.

Joan Crawford confessou: "Sapatos são meu ponto fraco." E se entregou: tinha 300 pares. Outra diva de Hollywood, Jayne Mainsfield, tinha 200. Até duas Evas famosas da história foram notórias fanáticas por sapatos: Eva Braun, companheira de Adolf Hitler, e Eva Perón, a primeira-dama argentina.

Uma terceira Eva muito famosa, a senhora "Adão", continua sendo a única mulher da história a não ter provado do fabuloso prazer inebriante de escolher um sapato. Lamento muito por ela. E dá até para entender por que se mancomunou com a serpente e começou toda a confusão que veio em seguida. Ela devia estar furiosa. Alguém havia lhe dito: "Você está no Paraíso Terrestre", e não havia nem uma sapataria nas redondezas!

Glossário

Alpargatas. Calçados de verão nascidos na Espanha, feitos de lona e com solado de corda. Havia a versão baixa, muitas vezes usada "como chinelo", e a versão anabela, com cadarços que chegavam até em cima do tornozelo. Causaram furor principalmente nos anos 70.

Boneca (ou Mary Jane). Termo que define o sapato com pulseira abotoada no tornozelo e, em geral, bico redondo. Foi criado a partir de um modelo de calçados para crianças inspirado em dois personagens de quadrinhos populares no início do século XX: Buster Brown e sua irmãzinha, Mary Jane. Os direitos autorais sobre os personagens foram comprados por uma empresa de sapatos, a Brown Shoe Company, a qual, com o nome Buster Brown, se tornou a mais famosa fábrica de sapatos infantis dos Estados Unidos.

Brogue (*vide* Derby).

Campari. Mary Jane de verniz preto com bico fino e salto agulha. Importante modelo criado no início dos anos 90 por Manolo Blahnik, *designer* de sapatos espanhol adorado pelas fanáticas do gênero em todo o mundo.

Camper: Sapato espanhol de formas arredondadas, "tipo biscoito", adorado pela juventude alternativa e *no global*. Alguns modelos têm uma espécie de dupla personalidade, com enfeites diferentes no pé esquerdo e no direito.

Cinderela. Protagonista do homônimo e famoso conto de fadas. Cinderela trabalha como criada, mas, na verdade, é uma moça nobre. Um príncipe descobrirá isso tendo por base um detalhe: é a única moça do reino que consegue calçar um determinado sapatinho que, na história dos irmãos Grimm e de Charles Perrault, é de cristal. Na versão chinesa do mesmo conto de fadas, o sapato é de ouro, enquanto na tradição napolitana, criada por Giovan Battista Basile, é de seda. De qualquer modo, Cinderela dá ao nosso imaginário a idéia do sapato como objeto mágico, simulacro de feminilidade e fragilidade.

Chanel. Sapato que deixa o calcanhar à mostra, mas preso por uma tirinha. O nome deriva daquela que o inventou, Coco Chanel, lendária estilista de moda francesa.

Cromwell. Sapato de salto com uma grande fivela na frente, muito em voga na Inglaterra no final do século XIX. O nome vem da convicção (depois revelada uma mentira histórica) de que se usavam sapatos com fivelas grandes na época de Oliver Cromwell, político inglês do século XVII.

Derby (ou Oxford, ou Brogue). Sapatos de cadarço masculinos (que muitas mulheres também adoram), muitas vezes bicolores (neste caso, se chamam *spectator*), muito na moda entre os anos 20 e 30.

Imelda Marcos. Mulher do ex-ditador das Filipinas, Ferdinando Marcos, nascida em 1929. Riquíssima e famosa pelo nível de vida escandalosamente luxuoso, dizem que tinha uma coleção de três mil pares de sapatos. Ela sempre negou, afirmando ter "apenas" 1.060. Mulheres com fixação por sapatos são chamadas de "Imelda".

Mule. Palavra que designa tamancos e, em geral, todos os sapatos abertos atrás, de salto baixo ou alto, sem proteção no calcanhar.

Nikita Kruschev. Político soviético que, durante uma acalorada reunião da ONU, em 1960, tirou o sapato e bateu com ele na mesa. Não tem nada a ver com este livro, mas quis mencioná-lo só para lembrar que uma mulher nunca teria feito algo do gênero.

Oxford (*vide* **Derby**).

Penny loafer. Ou "*loafer*", ou "colegial", é uma variante urbana do mocassim. O nome *penny loafer* vem do costume americano, em voga entre os estudantes dos anos 50, de enfiar. uma moedinha (*penny*) decorativa na tirinha frontal.

Sabrina heel. Ou seja, "salto Sabrina". É um tipo de salto baixo e ligeiramente curvado, muito feminino, inspirado em Audrey Hepburn e no filme *Sabrina*, de Billy Wilder (1954).

Sapatilha. Sapato de ponta arredondada com salto entre 0 e 1,5 centímetro inspirado nos calçados usados pelas bailarinas clássicas. Patenteado em 1957 por Salvatore Ferragamo, tornou-se famoso nos pés de atrizes-mito como Audrey Hepburn e Brigitte Bardot.

Top-Sider Sperry. O primeiro sapato para vela que conhecemos hoje. A invenção deve seu nome ao americano Paul Sperry (1895-1982). Nascido em Connecticut e apaixonado por veleiros, ele criou a sola antiderrapante de borracha corrugada, inspirada nas patas de Prince, seu *cocker spaniel*.

Wedgies. O equivalente em inglês do nosso "anabela". Muito na moda durante a Segunda Guerra Mundial, ressurgiu com formas diferentes nas décadas seguintes.

Bibliografia*

AA. VV. *Facciamoci del male – Il cinema di Nanni Moretti*. Cuec Editrice.

AA. VV. *Museu Salvatore Ferragamo – Idee, modelli, invenzioni*. Sillabe.

Andersen, Hans Christian. *Contos de Andersen*. Paz e Terra.

Bowd, Emma. *Mad about Shoes*. Ryland, Peters & Small.

Brubach, Holly. *A Dedicated Follower of Fashion*. Phaidon.

Clarke Keogh, Pamela. *Audrey Style*. HarperCollins.

Cornwell, Patricia. *Calliphora*. Mondadori.

Ferragamo, Salvatore. *Il calzolaio dei sogni*. Sansoni.

Fox, Patty. *Star Style – Hollywood Legends as Fashion Icons*. Angel City Press.

Garcia, Bobbito. *Where'd You Get Those? New York City's Sneaker Culture*. Testify Books.

Klein, Naomi. *Sem Logo*. Record.

Morris Desmond. *People Watching – Guide to Body Language*. Vintage.

O' Keefe, Linda. *Scarpe*. Könemann.

* Quando disponíveis, são indicadas as edições brasileiras (N. do E.)

PRATT, LUCY, WOOLLEY, LINDA. *Shoes*. Victoria & Albert Museum Publications.

QUART, ALISSA. *Generazione R – I giovani e l'ossessione del marchio*. Sperling & Kupfer.

REILLY, MAUREEN. *Hot Shoes – 100 Years*. Schiffer.

SHAKESPEARE, WILLIAM. *Teatro Completo*. Ediouro, 3 v.

STEELE, VALERIE. *Shoes – A Lexicon of Style*. Scriptum Editions.

TOBIAS, TOBI. *Obsessed by Dress*. Beacon.

WORSLEY, HARRIET. *Decades of Fashion*. Könemann.

Agradecimentos

AGRADEÇO ÀS pessoas que me ajudaram a escrever este livro, em especial a Sara Porro, Fulvio Zendrini, Stefania Ricci e à senhora Wanda Ferragamo.

Agradeço a Nicola Salerno, pela canção de "Elio".

Agradeço ao diretor Carlo Verdelli, à coordenadora Cristina Lucchini, mas também a Enrica, Bombs, Tissy, Barbarina e, no geral, a toda a redação da *Vanity Fair*, a quem eu perturbei durante meses falando de "sapatos".

Agradeço a Maria Laura Giovagnini pelo apoio moral de todos os dias e à minha editora, Marcella Meciani, que, como se diz nestes casos (mas é verdade!), nunca deixou de acreditar em mim.

Agradeço também à minha mãe e a todas as amigas com quem muitas vezes compartilhei *shoe moments* verdadeiramente épicos no arco dos últimos vinte anos. Dos saltos em formato de cone dos anos 80 às mules com salto de bambu de 2002, da mania da unha francesinha às compras de sapatos pela Internet, devo dizer que nunca nos faltou nada, pelo menos nos pés. Uma satisfação!

Um agradecimento especial a Gianmaria, pela cara (irresistivelmente cômica) que faz cada vez que compro um par de sapatos novos.

Last but not least: agradeço a Giulia Cogoli, porque, além dos inúmeros méritos como amiga, me apresentou a Marcella, Sara e Gianmaria.

markgraph

Rua Aguiar Moreira, 386 - Bonsucesso
Tel.: (21) 3868-5802 Fax: (21) 270-9656
e-mail: markgraph@domain.com.br
Rio de Janeiro - RJ